Andrea Winkler

DIE FRAU AUF MEINER SCHULTER

Roman

Paul Zsolnay Verlag

Mit freundlicher Unterstützung
der Kulturabteilung der Stadt Wien und
des Landes Oberösterreich.

1. Auflage 2018

ISBN 978-3-552-05904-7

Satz: Eva Kaltenbrunner-Dorfinger, Wien
Autorenfoto: www.reinhardwinkler.at
Umschlag: Anzinger und Rasp, München
Motiv © Friday June 25, McLaughlin, Ben
(Contemporary Artist)/Bridgeman Images
Druck und Bindung: GGP Media GmbH, Pößneck
Printed in Germany

FSC
www.fsc.org
MIX
Papier aus verantwortungsvollen Quellen
FSC® C014496

Vor der Barke unter der Linde aber blieb ich stehen –
ein Stoß nur, und die Reise hinüber fängt an.

3. JÄNNER

Nichts, nur ein Traum:
Josip sitzt auf dem offenen Rücksitz einer alten Postkutsche, die von vier Pferden in schnellem Galopp auf einen steilen Berg gezogen wird, und beugt seinen Kopf über ein Notizbuch, in das er Köpfe zeichnet; ich rufe ihm zu, dass Sommer ist und die Sonne scheint und Federwolken über den Himmel segeln. Sogar im Traum weiß ich, dass Josip mich nicht hören kann; ich aber rufe trotzdem. Eine Dogge schießt aus dem Wald und erschreckt mich mit ihrem Gebell so sehr, dass ich rücklings zu Boden falle und direkt in die Augen des kläffenden Hundes über mir schaue. Mir fällt nichts Besseres ein, als meine Hand auf den Mund zu legen. Die Dogge bricht vollkommen hemmungslos in Lachen aus, ich stimme ein, gegen die Ahnung, dass das Lachen nicht halten wird. Ich erwache, mitten im Lachen, von meiner eigenen Stimme: Josip trägt einen Schlafmantel, mitten im Sommer, auf dem Rücksitz einer Kutsche; was soll daraus werden?

5. JÄNNER

Der Schnee fällt und fällt; Jahre gab es keinen solchen Winter mehr. Kaum bog ich an den Schlitten fahrenden Kindern vorbei auf den Feldweg ab, wollte ich mich in den Schnee legen und langsam einschlafen; ich setzte meinen Spaziergang aber fort und ging weiter wie ein Mensch, der fest entschlossen ist, sich unter allen Umständen an ein paar Regeln des Alltags zu halten und, wenn während des Spaziergangs die Sehnsucht nach Schlafen im Schnee aufkommt, den Bäumen etwas zuzuflüstern. Da ich bisher selten jemandem begegnete, mit dem ich mehr als einen Gruß wechsle, gab ich dem Verlangen nach Flüstern ungehemmt nach, ja, mehr noch, mir war, als antwortete ich damit auf das im Ort herrschende Einvernehmen darüber, dass Flüstern und Sprechen mit Bäumen, Gräsern und dem Wind keiner weiteren Erklärung bedarf und unbedingt anzuerkennen ist. Wer mag, kann sich auch auf eine der Brücken stellen und ein Gedicht rezitieren, im Vertrauen darauf, dass die Schwäne, die im Fluss selbst bei Minusgraden auf und ab treiben, schweigend mit den Köpfen nicken. Es muss im späten Sommer gewesen sein, dass ich eine Frau sah, die, einen weißen Sonnenschirm in der Hand hin und her drehend, etwa in der Mitte der Brücke stehen blieb und einem Unbekannten auf der nächsten Brücke zurief: *Bananen! Schamanen! Hörst du mich? Hörst du mich?* Es klang wie eine Sprechprobe für das Theaterstück, mit dem hier die Mitte des Sommers gefeiert wird. Sollte ich im nächsten noch hier sein und gemäß der alten Gepflogenheit weitergespielt werden, werde ich mich als Souffleuse bewerben. Aber wozu mir über die Zukunft Gedanken machen, solange ich beim Blick aus dem Fenster nur Weiß sehe? Wie schön das ist, wie unvergleichlich schön! Sogar der Postkasten ist vollkommen eingeschneit; kein Brief, weder gestern noch heute, noch in den sieben Monaten, die ich hier bin; keine Fragen danach, ob ich mich wohl befinde, wieder voller Tatendrang sei und erfüllt von der Bereitschaft, vernünftige Arbeit zu verrichten, ganz gemäß meinen zahlreichen Möglichkeiten. Ich verneige mich vor der Leere des Postkastens, in stiller Dankbarkeit. Ich verneige mich hier überhaupt so gern! Ja, sogar wenn ich die Teppiche in den Garten trage, mit Schnee bedecke und abreibe, auf dass ihre Farben in ursprünglicher Schönheit erstrahlen, überkommt mich das Bedürfnis, eine kleine Verbeugung zu machen. Es ist so seltsam, was mit einem geschieht, wenn man lange genug allein ist; die Dinge fangen an, durchsichtig zu werden, wie von dem spröden Licht durchzogen, das an manchen Wintertagen aus den Wolken dringt, so anspruchslos, dass man sich darüber wundert, in seiner Zartheit noch nicht vergangen zu sein.

7. JÄNNER

Zeit, auf den Dachboden zu steigen, um nachzusehen, ob etwas da ist, womit ich mich unterhalten könnte! Ich habe eine wahre Schatztruhe gefunden, gefüllt mit alten Dokumenten, Telegrammen mit Hochzeitswünschen und einem Stapel alter Postkarten, eine davon aus einem alten Kurort und mit einer so regelmäßigen Handschrift, dass ich Lust bekam, sie abzuschreiben:

Lieber Friedrich,
ich denke an Dich, mehr als das fällt mir gar nicht ein, Dir zu schreiben. Dabei sah ich Dich gestern Nacht im Traum, ich sah Dich auf einem Weg, der auf einer Hochebene lag, einer Nebelwolke hinterhergehen, die Dich zu führen schien; zuerst dachte ich, Du würdest sie jeden Augenblick durchqueren, aber dann sah ich, dass sie, kaum warst Du knapp davor, in ihr zu verschwinden, vor Dir zurückwich. Es war ein überaus komischer Anblick! Du, wie mit einem Sprung in sie eintauchend, sie, wie mit einem Sprung, vor Dir fliehend. Eine geheimnisvolle Prozession, Ihr zwei! Sag, geht es Dir gut? Wenn nicht, komm hierher, es fehlt uns an nichts. Es grüßt Dich freundlich Dein Roland

Undenkbar, dass Friedrich in den Badeort gefahren ist, als ob er auf diese Weise seiner merkwürdigen Verbundenheit mit der Wolke hätte entrinnen können. Ob er bei seinen ständigen Sprüngen in sie hinein und doch nicht vorübergehend verrückt geworden ist? Was für eine Vorstellung, in der Weite der Landschaft so sehr mit dem Nebel vor Augen zu ringen, ohne ihn berühren zu können! Gewiss hat Friedrich deshalb sein Haus all jenen überlassen, »die aus der Zeit gefallen sind und dennoch in ihr bleiben«. Er wünscht uns allen, die wir hier für eine kurze oder lange Weile wohnen, gute Reise. Im Vertrag, den ich unterschrieben habe, als ich das Haus mietete, mit Sicherheit das merkwürdigste Dokument, unter das ich jemals meinen Namen setzte, steht es so. Ich sagte der Frau auf dem Gemeindeamt, dass ich noch nicht wüsste, wie lange ich bleiben werde, es hänge von vielen Dingen ab, über die es sich augenblicklich nicht lohne, nachzudenken; sicher aber sei, dass mein Geld eine Rolle spiele, nämlich wie lange es reiche. Sie sah mich etwas verdutzt an, vielleicht gebrauchte ich zu viele Worte. Dann drückte sie mir zwei Rattenköder in die Hand, einen für den Schuppen, einen für den Keller; eine Vorschrift der Gemeinde, gegen die selbst der tote Friedrich keinen Einwand machen kann. Seit ich hier bin, habe ich noch nie eine Maus gehört und auch im Keller keinerlei Spuren gefunden, die darauf hinweisen, dass sich hier welche tummeln. Manchmal höre ich in der Nacht etwas rascheln oder die Holztreppe knarren, aber ich kümmere mich nicht mehr darum als um die Träume, in deren Nachklang ich erwache und die ich, je nach Verlangen, notiere. Die ersten Wochen hier schlief ich und schlief, und wenn ich morgens erwachte und in den Garten ging, war mein Gehen mehr ein Taumeln. Ich legte mich in die Hängematte unter dem Kirschbaum und spähte in den

Himmel, der schweigsam durch die Äste brach und, wie mir schien, nichts weiter von mir wollte. Die Geschichte von einem Mann fiel mir ein, der sich, weitab von dem Ort, an dem er lebte, in ein Haus zurückzog und tage-, ja wochenlang nichts anderes tat, als von seiner Terrasse aus einen Punkt in der Ferne zu betrachten. Er wusste nicht, was es war, manchmal ein Leuchten, dann ein finsteres Wehen, aber er fühlte, dass es ihn anzog und er eines Tages, wenn er von der Krankheit genesen wäre, die ihn jetzt in den Liegestuhl zwang, dorthin aufbrechen würde. Am Ende, nachdem er sich einen Weg durch Wälder und durchs Gestrüpp gebahnt hatte, stieß er auf ein Haus, dessen Dach kaputt war und in dem ein anderer saß, der ihm erzählte, er lebe hier mit den Schatten, die die vorüberziehenden Wolken ins Zimmer warfen; allerdings wäre es wichtig, dass jemand das Dach reparieren helfe. Eine wunderbare Aussicht!

9. JÄNNER

Die Nachbarin, eine sehr ernste Person, die sonntags auf einem Fahrrad den Koffer ihres Sohnes zum Zug befördert, während er im Abstand von fünf Metern hinter ihr hergeht, hat Friedrich noch gekannt; er sei, erzählte sie mir, auf dem örtlichen Friedhof begraben. Der Friedhof liegt neben der Ruine, wo im Sommer Theater gespielt wird und Brot und Wein verkauft werden; der Weg dahin führt an einem Bahnhof vorbei, der keinen Schalterbeamten mehr beschäftigt, dafür aber über dem Tor ein Schild baumeln lässt, auf dem in großen, alten Lettern BAHNHOF zu lesen ist. Alle Züge, die hier im Bedarfsfall halten, bestehen aus einem einzigen Waggon, ausgestattet mit einem Automaten, bei dem ich jederzeit eine Fahrkarte lösen kann, und Fenstern, die sich öffnen lassen, falls ich meinen Kopf hinausstrecken mag, wie in vergangenen Tagen. Wann immer ich will, kann ich von hier fortfahren, irgendwohin! Vorläufig aber trage ich einen von Friedrichs Gehstöcken zu seinem Grab und flüstere einen Gruß dazu. Wird sich nicht einer, der sein Haus niemandem aus dem engen Kreis seiner Blutsverwandten überlässt, sondern Menschen wie mir, die unter dem Kirschbaum dem Himmel für seine Wunschlosigkeit danken, als empfänglich erweisen? Lieber Friedrich, ich freue mich sehr über die Dinge, die aus Ihrer Zeit hier noch da sind, verwahrt in einer alten Truhe auf dem Dachboden und, wie ich nun auch entdeckt habe, in einem der Schränke im Keller. Was haben Sie für eine außerordentliche Menge an Gehstöcken und Regenschirmen besessen! Dass man auch, wenn man über all diese festen Gegenstände verfügt, so sehr aus der Zeit fallen kann. Vielleicht brauche ich sie im Frühling oder aber spätestens kommenden Herbst; sie sind ein Segen für mich, denn ich neige seit jeher dazu, Regenschirme bereits am ersten Tag, an dem ich sie mir zulege, irgendwo zu vergessen. Eine der Postkarten, die Sie von Roland erhalten haben, habe ich abgeschrieben, auf dass die Wolke, der Sie in Rolands Traum folgen, über meinen leeren Schreibtisch wacht, an dem ich kaum sitze. Das ist beinahe so schön wie das stille Gespräch mit den Gräsern, das ich hier wiederentdecke, und das Wiederholen eines Gedichts, das mir auf den Lippen liegt – lauter unnütze Handlungen, zu nichts da, als sogleich wieder vergessen zu werden.

11. JÄNNER

Ein merkwürdiger Traum: Ich fahre mit andern, die mir nur vom Sehen bekannt, in Wahrheit also unbekannt sind, in einem Aufzug und werde von der Menge, die da um mich ist, mitgerissen in einen Saal voller besetzter Sesselreihen. Ein Mann, der sehr unglücklich aussieht, hält einen Vortrag über das Sterben, in einer Art, als liefe er im Sprechen einen Berg hinauf, dem seine Kondition nicht gewachsen ist. Keine Pause, kein Innehalten – wie eben heute so gern gesprochen wird. Eine Frau, schwer und leicht zugleich, setzt sich auf meinen Schoß und ruft: Das ist alles so neu für mich, so vollkommen neu für mich! Es überwältigt mich so, überwältigt mich so … Sie schluchzt auf, ich wühle in meinem Rucksack nach einem Taschentuch und drücke es ihr in die Hand. Der Vortragende fährt unbeirrt fort; er spricht und spricht, als hätte sich nichts gerührt, und dies in einer Gleichgültigkeit, die mich beinahe unsicher darüber werden lässt, ob der Mensch auf meinem Schoß tatsächlich zugegen ist. Ist er ein Traum? Ich greife nach ihm, er weint. Ich flüstere der Unbekannten ins Ohr, dass es einen geheimen Weg gäbe, der von hier fortführt, allerdings an dem Vortragenden vorbei, ganz nah, ganz nah. Augenblicklich schrumpft die Frau und setzt sich auf meine Schulter. Wir bewegen uns langsam in die Richtung des Vortragenden, dessen Worte immer leiser werden, je näher wir kommen. Am Ende bewegt er nur noch seine Lippen, ohne dass ihnen ein Laut entschlüpft, wobei sein Gesicht immer heller und heller wird und Josips Züge darin zum Vorschein kommen. Josip, sage ich, wir müssen durch dich hindurchgehen, lass uns! Josip lacht, und ich wache auf.

13. JÄNNER

Mittlerweile, da der Fluss fast ganz zugefroren ist, sind den Schwänen nur ein paar kleine Stellen übrig geblieben, wo sie ungestört mit ihren Flügeln schlagen und ihre Köpfe unter Wasser tauchen können. Bei geschlossenen Augen konnte ich hören, wie der Wind die von Reif überzogenen Weidenzweige aneinanderrieb und einen Hauch Schnee übers Eis blies. Es kam mir vor wie früher, das heißt, wie zu einer Zeit, die es nie gegeben hat oder aber immer gibt, was wohl letztlich auf dasselbe hinausläuft. Werden nicht in solcher Zeit Weisungen, die offenkundig keinen Sinn ergeben, stillschweigend übergangen und von niemandem befolgt? Ich ging mit gutem Beispiel voran, indem ich mich, in Mantel und Decke gehüllt, in einen der Liegestühle am Fluss legte, die ausschließlich den Gästen des Rehabilitationszentrums vorbehalten sind. Mein Gesicht streckte ich der Sonne entgegen, als wäre ich ein Kurgast und meine Versicherung hätte dafür bezahlt. Was für ein Anblick, wenn die Rekonvaleszenten aus dem Hotel in den Park spazieren und einander ihre Geschichten ins Ohr flüstern, Geschichten von kranken und krankmachenden Vorgesetzten, von dem Bedürfnis, am Abend die Fernbedienung des Fernsehers zu zertrümmern oder aber morgens nicht mehr aufzustehen. Plötzlich kam ich ins Gespräch: »Sie liegen hier immer herum, als wüssten Sie überhaupt nicht, was ein Problem ist.« Ich schien die Fremde zu empören. »Abgesehen davon, dass engste Angehörige verstorben sind, meine Freunde mir abhandengekommen sind und ich keinen Sinn in der Arbeit sehe, die ich immer geliebt habe, geht es mir gut.« – »Oh, mein Name ist Olenka, Sängerin ohne Engagement.« – »Martha, freut mich, seit geraumer Zeit außerhalb der Erwerbstätigkeit mäßig beschäftigt.« Olenka wählte den Liegestuhl neben mir und zündete sich eine Zigarette an; sie goss mir aus ihrer Thermoskanne einen Becher mit heißem Wein ein, den sie, ebenfalls gegen die Vorschrift des Kurhauses, mit sich herumtrug. Wir prosteten uns zu, tranken schweigend und schauten auf die Eisschollen, über die die Enten hüpften.

15. JÄNNER

Bis auf die Postkarten, die Friedrich erhielt, habe ich kaum etwas gelesen, seit ich hier bin, nicht einmal eine Zeitung. Was macht es? Wenn die Welt es in Jahrtausenden im Wesentlichen nicht geschafft hat, sich zu verändern, ist nicht davon auszugehen, dass sie es in den vergangenen fünf Monaten getan hat, nur weil es dem Himmel gefällt, mich in Ruhe zu lassen, und ich einem Toten Grüße schicke. Wohne ich nicht in seinem Haus? Wohnt nicht jeder im Haus eines Toten? Immerhin führe ich eine Art innere Liste über meine alltäglichen Handlungen, ich stehe auf, wie jeder Mensch es tut, ich schlafe, mehr oder weniger gut, ich träume, manchmal von Josip; ich gehe spazieren, koche mir zu essen, wasche das Geschirr und reinige die Teppiche im Schnee. Manchmal will etwas in mir bersten, und ich möchte mit einem Schlag ein Brett in der Mitte zerspalten. Tief in meinem Ohr vernehme ich einen Laut, der sich überallhin ausdehnen will; ich verlasse den gespurten Waldweg, wate knietief durch den Schnee und begreife nicht, dass ich glücklich bin. Warum nur? Alles ist doppelt in mir und will ein einziges Lied daraus singen.

17. JÄNNER

Immer noch Schnee, Schnee und nichts als Schnee rund um das Haus: Ich nahm einen andern als die bereits bekannten Wege aus dem Ort hinaus und stieg in schmalen Serpentinen den Berg hinauf, zu einer kleinen überdachten Aussichtsplattform, von wo es aussieht, als strömten unten im Fluss die sich lösenden Eisschollen aufwärts. Es war am Ufer kaum jemand zu sehen, der sich in die eine oder andere Richtung bewegte, die Liegestühle schienen unberührt, und selbst das in kleinen Rabatten aus der Schneedecke ragende, sich üblicherweise hin und her wiegende Schilf stand still. Ein paar Vögel sangen, und über mir zog ein Schwarm Krähen über den Himmel. Als ich mich umdrehte, war mir zumute, als käme der Weg, der sich vor mir durch den Wald zog und sich weit aufs Feld hinausstreckte, mir entgegen, nicht ich ihm, ebenso die Haselnuss- und Hagebuttensträucher, die ihn säumten, und die Bänke, auf denen jetzt niemand saß. Alles war nur dazu da, mir entgegenzugehen! Es folgten Gräser, die sich unter transparentem Eis reglos in die Höhe streckten, unbewohnte Höfe mit geheimnisvollen Toren und ein Friedhof hinter einer kleinen Kirche, auf dem eine alte Dame mit einer übergroßen Pelzmütze Wasser aus einer Gießkanne auf ein mit Schnee bedecktes Grab goss. Sie fragte mich, ob ich wüsste, welcher Tag heute sei; ich antwortete, ich glaube, es sei Donnerstag. Sie meinte, ich irre mich, es sei sicher Samstag, es mache aber nichts, es sei das Recht eines Menschen, sich zu irren; sie kenne niemanden, der nicht mindestens einmal im Leben einem schweren Irrtum aufgesessen sei; ich fürchte, rief ich ihr winkend zu, bei mir habe sich dieser Vorgang hartnäckig wiederholt. Sie bedeutete mir, noch einmal näher zu kommen. »Sagen Sie mir bitte, welchen Tag wir heute haben?« Ich wiederholte, dass Donnerstag sei, woraufhin sie traurig nickte und sagte, dass sie dann noch zwei Tage warten müsse, bis sie das Grab wieder pflegen könne. »Aber nein, bestimmt können Sie das auch heute und morgen tun.« – Sie antwortete, dass ich mich irre, aber es mache nichts, wir Menschen können gar nicht anders, als zu irren. Dennoch sei es wichtig, dass ich begreife, dass man die Blumen auf dem Grab eines Menschen, von dem man nur noch kurze Zeit getrennt sei, nicht am Donnerstag, sondern am Samstag gieße.

19. JÄNNER

Der Briefträger läutete, er brachte einen nachgesandten Brief:

Liebe Martha!
Ich schreibe Dir, ohne genau zu wissen, weshalb; das heißt, im Grunde weiß ich nicht genau, was ich Dir wirklich sagen will. Die Sache ist die, dass ich vor kurzem umzog und mir, als ich die Bücher aus dem Regal in den Karton stellte, eines in die Hände fiel, das Du mir geschenkt hast. Wie lange ist es her, dass wir einander nicht mehr gesehen haben? Sieben Jahre oder noch länger? Manchmal träume ich von Dir, aber Du weißt ja, dass ich alles so schnell wieder vergesse und zu faul bin, etwas aufzuschreiben. Nach wie vor macht mich die Vorstellung, dass ich irgendwo und irgendwann meinen Notizen begegne, eher nervös; am liebsten möchte ich gar nichts um mich haben, das mich an mich selbst erinnert, an all die unsinnigen Gedanken, die mir durch den Kopf gehen, und die Handlungen, die ich besser hätte unterlassen sollen. Du siehst, ich habe mich wenig verändert, will aber nach wie vor die Welt verändern. Keine gute Ausgangslage! Meinen Söhnen geht es übrigens gut, sie wachsen heran und mir schon fast über den Kopf; sie werden wohl bald

ausfliegen. Schon merkwürdig, dass das Erfreulichste, was man dem Leben gibt, eben das ist, was man von diesem einfach nur nimmt. Wozu die ganze Anstrengung? Und Du – was ist mit Dir? Wo bist Du? Warum haben wir uns aus den Augen verloren; warum ist unser Kontakt abgerissen? Warum stelle ich alle diese Fragen? Und, und, und – liebe Grüße, Benjamin

Ich ging mit dem Brief in der Hand von Zimmer zu Zimmer, etwa dreimal durch das ganze Haus; ich legte ihn auf das Regal zu den kleinen Bildern meiner toten Verwandten und Freunde, ich zog Mantel und Stiefel an und spazierte zur Ruine hinauf, als käme es nur darauf an, von höher oben auf den Fluss zu schauen, von dessen Rand sich das Eis abzustoßen schien, um weiterzuschwimmen. Der Zug pfiff in den Ort, hielt an und fuhr weiter, die vier Aussteigenden entfernten sich in alle Himmelsrichtungen, und ich stand da und zuckte mit den Schultern.

21. JÄNNER

Nichts, nur ein Traum:
Josip tritt auf die Veranda eines großen, alten, unbewohnt wirkenden Hauses. Er trägt schon wieder einen Schlafmantel und erinnert mich bereits im Traum an eine Gestalt, die mir vor Jahren in einem Buch unterkam, wo sie den gelangweilten und verschlossenen Gefährten eines Taugenichts abgab, der keinen Anstoß daran nahm, nie zu begreifen, was vor sich ging. Josip nimmt ein Opernglas aus der Manteltasche und fixiert einen Punkt in der nahen Ferne, wo ein ungeheures Gewirr unter einer Menge Menschen entsteht und einer auf den andern mit solcher Wucht einschlägt, dass ich Knochen brechen höre und Aufhören! Aufhören! schreie. Josip

wendet sich mit einem gänzlich reglosen Gesicht zu mir und sagt, ich fühle nichts, überhaupt nichts, ist das seltsam? Bin ich tot und weiß es nicht? Er drückt mir das Opernglas in die Hand und bittet mich, darauf achtzugeben, bis er wiederkomme; ich erwidere, dass ich keine Verwendung dafür haben werde, es aber, wenn ihm das recht sei, in mein Regal stelle, zur Erinnerung.

22. JÄNNER

Es gibt im Ort kein eigenständiges Postamt mehr, aber der Gemischtwarenhandlung ist eine Trafik angeschlossen, bei der man Briefe und Pakete aufgeben und alles erwerben kann, was ein Mensch braucht, der sich einem andern mitteilen will. Ist es nicht verblüffend, dass man all diese Dinge noch nicht gänzlich verramscht hat, ebenso verblüffend wie die Tatsache, dass hier noch ein Zug verkehrt, obwohl immer nur eine Handvoll Menschen ein- und aussteigt? Noch heute werde ich meine Zeilen dahin tragen.

Lieber Benjamin,
wie ich mich über Deine so unerwarteten Zeilen gefreut habe! Sie wurden mir nachgesandt; ich befinde mich nämlich seit einiger Zeit außerhalb der gewöhnlichen Erreichbarkeit. Wie lange schon? Ich weiß es nicht, mindestens sieben Monate, aber in Wahrheit viel länger. Warum ist unser Kontakt abgerissen? Warum ist dieses geschehen und jenes? Ich habe einige Jahre nicht durchwegs, aber immer wieder einmal darüber nachgedacht, und dies und jenes ist mir dabei zu Bewusstsein gekommen, vor allem aber, dass mir immer dann, wenn ich das Unliebsame, das mir widerfährt, in lauter Verstehen und Verständnis übersetzen will, schlecht wird. Immer gibt es da eine Grenze,

und ich kann noch so viel unternommen haben, auf sie zuzugehen und sie zu durchstoßen, letztlich kommt sie auf mich zu und sagt, lass es sein; sie ist absolut, verstehst Du? Sie lässt nicht mit sich handeln, und dafür liebe ich sie, wenn auch auf etwas armselige Weise. Das ist alles, was ich begriffen habe. Glaub nicht, dass es mir nicht leidtut, Dir damals keine Ohrfeige gegeben zu haben! Ich hielt unsere Freundschaft für unzerstörbar, ich dachte, sie würde selbst einem Sturm von Anfeindungen gewachsen sein. Wozu haben wir zusammen eine Idee in die Welt gesetzt, wozu jahrelang bei unseren Spaziergängen den Mond angerufen? Nur damit am Ende irgendwelche Geldgeber unseres gemeinsamen Projekts uns zu Konkurrenten machen und wir mit unsern festgewachsenen Mönchspanzern sagen: Geht uns nichts an, wollen wir nicht, dann lassen wir es. Was waren wir für Feiglinge – und Du, mit Verlaub, noch viel mehr als ich. Also hör auf, so zu tun, als wüsstest Du nicht, weshalb unser Kontakt abgerissen ist. Mag die letzte Ursache im Dunkeln bleiben dürfen, für die vorletzte sind wir selber zuständig. Aber – was kümmert mich all das? Du hast mir geschrieben, und das ist so schön, dass ich die Rüttelfalken, die gerade jetzt im Garten über dem Kirschbaum stillstehen, darüber in Kenntnis setzen werde. Wenn es Dich einmal mit Deiner ganzen Gestalt hierher verschlägt und Du mich besuchen kommst, wirst Du Dir selber ein Bild davon machen können, wie ansteckend ihre Unbeirrbarkeit bleibt, selbst, wenn gute Nachricht eintrifft.
Martha
PS: Den Kindern liebe Grüße

23. JÄNNER

Die Tage fangen langsam an, wieder länger zu werden; wenn es zu dämmern beginnt, unterbreche ich meine Tätigkeit und setze mich für eine kurze Weile vor die Balkontür im Wohnzimmer, um den fast zur Gänze erblindeten Kater eines Nachbarn dabei zu beobachten, wie er immer pünktlich durch den Zaun schlüpft und dann so wendig seine Spuren im Schnee hinterlässt. Er schleicht ein paarmal um den Schuppen und das alte Schaukelgestell herum, das ich, falls ich im Sommer noch da sein sollte, abschleifen und streichen werde. Was weiß ich über das, was kommt? Ganz gewiss kann es nicht mehr lange dauern, bis ich in Friedrichs hinterlassenen Schränken nach Lesestoff greife und das starke Herzklopfen schwindet, das mich bisher bei jedem derartigen Versuch befallen hat. Josip hingegen darum zu bitten, nicht mehr so häufig meine Träume zu durchqueren, wäre ebenso unsinnig wie den Kater davon zu überzeugen, zuhause zu bleiben, da ihm seine langsame Erblindung erschweren wird, den Weg zurück zu finden. Ich kann doch auch vom Kirschbaum jetzt im Winter nicht verlangen zu blühen! Mag sich doch im Schlaf ereignen, was hier meine Tage wandeln wird, und ich wie im Traum alles aufschreiben, was gegen meine Einflussnahme taub ist, in mein Leben aber aufs Unbegreiflichste wirkt. Soll ich, um mich dem zu entziehen, an die Tür der örtlichen Kuranstalt klopfen und fragen, ob jemand Abhilfe weiß für ein Problem, das nichts anderes von mir zu wollen scheint als Zeit, sich breite Schwingen wachsen zu lassen und mich aufzuheben? »Guten Tag, mir entzieht sich seit Jahren alles, was ich berühre, aufs Entschlossenste, und ich sehne die Stunde herbei, in der nichts in mir mehr wissen will, weshalb.« Ich höre die Tür zur Antwort freundlich ächzen.

24. JÄNNER

Ein leuchtender Tag – ein von Nebel leuchtender Tag, so dicht, dass ich den Zug nahm, um einen ferne gelegenen Wald aufzusuchen und einen abseitigen, schmalen Pfad darin, der mit den gespurten, ausgetretenen Wegen verbunden ist. Der gefrorene Nebel und Schnee auf den Fichten- und Tannenästen bildete bizarre strahlenförmige Kronen, die sich überallhin ausstreckten und ineinandergriffen. Hier sitzen Könige, dachte ich. Ein Insekt mit langen Beinen und Fühlern hüpfte vor mir auf der Schneedecke, es folgte ihm ein zweites, ein drittes – sie blitzten in hellem Grün als Einziges, das weit und breit Farbe hat, wie aus einer andern Zeit hierher verirrt, mitten auf meinen Weg. Ein Mann blieb stehen und fragte mich, wo ich meine Langlaufskier vergessen hätte. Ich antwortete, zuhause, im Keller, bei Friedrichs Gehstöcken und Regenschirmen. »Sind Sie mit Friedrich verheiratet?« – »Nein, Friedrich ist tot und hat sein Haus zu sehr geringer Miete Menschen überlassen, die nichts Besseres zu tun haben, als die Tage vergehen zu lassen, ohne sich durch besondere Werke in ihren Lauf zu mischen.« – »Was muss man getan haben, damit einem dieses Glück zuteilwird?« – »Zu viel vom Falschen.« Der Mann lachte. Wenn das so ist, würde er gern einmal vorbeischauen, er sei erfahren auf diesem Gebiet. – »Bitte, gern, und bringen Sie auch Ihre Familie mit!« Der Fremde hob seinen Stock zum Gruß und fuhr weiter. Ich bog auf einen andern Pfad ab und sah in einer Pfütze kleine graue Steine durch klares Wasser schimmern, mir war, als müsste ich mich an etwas erinnern, aber als ich die Augen schloss, war weiter nichts da als klares Wasser in einer Pfütze. Ich ging und ging, bis ich wiederum in das Dorf kam, wo der Zug gehalten hatte. Kurzerhand beschloss ich, mich in der örtlichen

Sauna aufzuwärmen. Das Schwatzen der auf ihren Tüchern sitzenden Männer und Frauen neben mir wurde jäh unterbrochen, als sich die Tür öffnete und eine überaus hagere Gestalt in knielanger Badehose und einem sehr traurigen, etwas eingefallenen Gesicht eintrat. Der Mann hob den Holzkübel, den er in Händen trug, in die Höhe und sagte: »Grüß euch alle zusammen, ich bin Fritz und mache euch jetzt einen Aufguss. Es wird so ablaufen: Dreimal werde ich die heißen Steine hier in diesem Becken mit Wasser beträufeln, Wasser, in das ich Öl gemischt habe, Öl aus Kräutern, die glücklich machen. Darum heißt der Aufguss auch Glücksaufguss. Ich werde euch dann mit dem Handtuch die Glücksluft zufächeln, und ihr dürft mich dabei anschauen, wie ihr meine Kollegin Lena anschaut, wenn sie euch aufgießt. Wer von euch mag, kann nach dem dritten Aufguss den Raum verlassen und sich draußen im Schnee entweder von seinem Nachbarn einen Birkenabschlag holen oder aber auch Tee trinken, der in einer Kanne vor der Tür bereitsteht. Vor allem aber seid jetzt still.« Alle gehorchten und verstummten, und nach dem dritten Aufguss schlichen sie hinaus und hielten einander ihre Rücken entgegen, um durch den anderen ein paar sanfte Schläge zu empfangen, verabreicht mit einer kleinen Rute aus Birkenästen. Sie lachten fröhlich, als gäbe es nichts Schöneres auf der Welt, als derart berührt zu werden. Ich wickelte mich in mein Handtuch und stapfte barfuß ans Flussufer, wo ich mich endlich in den Schnee legte und einen Augenblick vollkommen vergaß, wo ich war.

26. JÄNNER

Da der Fluss an keiner Stelle zugefroren ist, sodass man es wagen könnte, Schlittschuh zu laufen, wenigstens eine Stunde, blieb mir nichts anderes übrig, als im Garten mein Gleichgewicht zu üben und den Griff von Friedrichs Gehstock in meine offene Hand zu legen und damit auf und ab zu balancieren und hin und herüber, hin und herüber. Ein feierliches Gefühl ergriff mich, als ob ich in solcher Bewegung gar nicht anders könnte, als der Welt mitzuteilen, dass die Staubfäden, die sich über das Schuppenfenster ziehen, zu zittern beginnen, wenn nur ein allerleichtester Windhauch sie streift. Was bezeugt denn stärker ihre Schönheit, als dass sie in der Lage sind, durch so zarte Berührung zu beben? Im Schuppen stehen zwei alte, mit gestreiftem Stoff überzogene Liegestühle, stehen da, als warteten sie seit jeher darauf, stets nur vorübergehend besessen zu werden. Vor Jahren schenkte mir Josip zum Geburtstag ein Buch, das aus dem Abdruck alter Postkarten bestand, die allesamt Haltestellen zeigten – Bilder von Raststätten auf Autobahnen, von kleinen Sitzecken in Kuranstalten und Sofas in Zimmern alter Gasthöfe, in die durch das Fenster das karge Licht endlos weiter Ebenen fiel. Auf einem der Tische stand eine Vase mit einer einzigen Hyazinthe, deren Blütenstaub durchs Zimmer wehte und im Einfall des Lichts sichtbar wurde. »Josip«, rief ich, »ich bin in deinem Geschenk angekommen. Hörst du mich? Hörst du mich?«

28. JÄNNER

War das eine Nacht! Kaum schlief ich ein, erwachte ich aus einem Traum, der verschwunden war und von dem nur die vage Ahnung blieb, dass Olenka draußen vor der Haustür mit einer Thermoskanne Glühwein steht und mir etwas erzählen will, eine Geschichte, mit der ihr ihr Vater, als sie Kind war, vor dem Einschlafen den Übergang in die Nacht erleichtert hatte. Ich sah ihre klaren, grünbraunen Augen und ihre Hand, die sie, wie um sich selbst zu halten, auf ihre Brust legte. Dann sang sie eine Arie aus Pergolesis *Stabat Mater*, und sie sang so schön, dass mir die Tränen in die Augen traten und ich aufstand, mich in alles wickelte, was ich zum Anziehen auf dem Kleiderständer fand, und auf den Balkon trat. Es war eine vollkommen sternenklare Nacht, in keinem der Häuser ringsum brannte auch nur ein kleines Licht, und zu hören war nichts außer hie und da ein Rascheln in der Gartenhecke, ein fern vorüberfahrendes Auto. Ich blickte zur Ruine hinauf, deren Licht bereits ausgegangen war; und mich beschlich eine leise Freude über die Vorstellung, dass der Mond, selbst wenn er nicht im mindesten wollte, den fernen Schein der auf dem Friedhof brennenden Kerzen reflektieren müsste. Ich sah mich neben meinem sterbenden Vater sitzen und wie er ein paar Löffel Suppe essen. Er sagte: »Ich kann nicht mehr essen, Martha.« Mein Vater schob seinen Teller fort, legte sich zurück und ließ sich in die Polster und weißen Decken seines Bettes sinken, sodass es aussah, als würde er seinen kleiner werdenden Leib in warmen, weichen Schnee tauchen. Er blickte zum Wohnzimmerfenster hinaus und durch ein Geschenk seines Enkels, einen Garten aus Papier, auf dem ein alter Mann und ein Kind Tischtennis spielten. »Ich finde die Wörter nicht mehr, vor allem die Namen der Dinge. Aber es gibt etwas, das ich dir gern sagen möchte, hörst du?« Ich nickte und wartete. »Ich möchte nie wieder durch das viele Glas gehen, verstehst du, das viele Glas? Ich weiß nicht, ich weiß nicht.« Ich zögerte und hob die Schultern, und mein Vater schloss die Augen und bewegte im Halbschlaf seine Hände, und die Nerven über seinen Augenlidern und an den Wangen zitterten, als würde er sich soeben durch ein Gewirr schemenhafter, furchterregender Bilder seiner selbst tasten und nicht wissen, wie entkommen. »Ich möchte auch nie wieder durch diese vielen Spiegel gehen, und wenn doch, dann nur so unbeirrbar wie du bald. Glaubst du, wird es glücken?« Mein Vater öffnete die Augen und blickte mich an. Er schlief ein und hob einmal im Traum die Finger zum Auge, wie um den Schlaf gleichmäßig darin zu verteilen. Als ich nach einer langen Weile aufstand und zur Tür ging, rief er leise meinen Kosenamen und sagte: »Mach's gut, hörst du? Vor allem aber schlafe gut, schlafe gut.«

31. JÄNNER

Wenn man dem Fluss, der durch den Ort strömt, Richtung Osten folgt, kommt man bald an eine Stelle, von der aus man auf eine alte, leerstehende Manufaktur blickt, auf deren großen Fenstern Eisblumen wachsen, wie ich sie seit Urzeiten nicht mehr gesehen habe. Sie strecken sich wie Farne zur Sonne, um die herum sich die kleinen Kristalle wie in einem Kreis zerstreuen. Als ich vor dem Fenster stand und über die vielfältigen Muster staunte, hörte ich die Stimme einer Person, die mir bekannt vorkam; es dauerte eine Weile, bis ich begriff, dass es sich um eine Rede handelte, die jemand ganz in der Art, wie Schauspieler es tun, an einem einsamen, scheinbar unbemerkten Ort übte. Ich erkannte die Stimme der Frau wieder, die im Sommer auf der Brücke gestanden war, um

»Bananen! Schamanen! Hörst du mich? Hörst du mich?« in die Welt hinaus oder einfach nur dem Unbekannten auf der nächsten Brücke zuzurufen. »Sie wissen«, sagte sie, sich an ein Gegenüber wendend, das jetzt fehlte, »ich habe einen langen Weg auf mich genommen, um hierherzukommen. Man hat mich auf der Reise durchaus nicht in eine Sänfte gesetzt und übers Geröll gehoben. Mir scheint, ich habe hier etwas zurückgelassen, das man mir genommen hat und auf das ich ein Anrecht habe. Sehen Sie dort die beschlagenen Fenster des alten, verfallenden Hauses? Sehen Sie, wie vor ihnen Schwalben fliegen und die dünnen Äste knorriger Bäume sich wie Arme zum Himmel heben? Und sehen Sie hier das Wehr den Flusslauf unterbrechen und dort unterm Schnee eine Feuerstelle, die im Sommer kaum von jemandem je genutzt wird? Kleine Mädchen fischen dann hier Würfelnattern aus dem Wasser, packen sie an ihren Schwänzen und legen sie in einen Kübel. Sie waten barfuß durchs Wasser, und wenn ein paar am Ufer Vorübergehende ihnen etwas zurufen, nehmen sie die Nattern aus dem Kübel und halten sie in die Luft, wie in heimlicher Drohgebärde.« Ich applaudierte, die Sprechende entdeckte mich und kam auf mich zu. »Was machen Sie hier?« – »Ich spaziere, wie fast jeden Tag, um den Ort herum, um die Zeit zu vertreiben, und hielt inne, weil ich Ihre Stimme wiedererkannte. Sie sprachen sehr schön. Im Sommer haben Sie einen Reim von der schmalen Holzbrücke gerufen und jemanden gefragt, ob er Sie höre.« – »Was gibt Ihnen das Recht, mich zu belauschen?« – »Nichts außer der Tatsache, dass es schwer ist, Sie zu überhören, wenn man Ihren Weg kreuzt.« – »Ich spreche einfach so in die Landschaft hinein, ist das etwa abwegig? Es ist meine Aufgabe, solange keine andere auf sich aufmerksam macht.« – »Wird das Stück zur Aufführung gelangen? Und wo?« – »Sie sind sehr neugierig.« – »Ich denke darüber nach, mich als Souffleuse zur Verfügung zu stellen.« Die Fremde musterte mich streng, ich schien ihr zu missfallen. »Wo wohnen Sie?« Ich nannte meine Adresse und sagte ihr, dass ich nicht wüsste, wie lange ich noch hierbleiben würde, aber der Ort gefalle mir immer mehr, zumal er einen Bahnhof habe, wo alle zwei Stunden ein Zug stehen bleibe, und über verfallende Häuser verfüge, an deren Fenstern Eisblumen wachsen. Wenn man das unbedingte Verlangen nach Glück verspürt, brauche man nur in einen der umliegenden Orte zu fahren und vom Wald direkt in die Sauna zu schreiten, um Tee zu trinken. So war mein Leben noch nie. »Wie schlicht Ihr Gemüt zu sein scheint!« – Ich nickte entschieden und entfernte mich leise, wobei mir auffiel, dass ich vergessen hatte, mich nach dem Namen der Schauspielerin zu erkundigen. Aber wozu umkehren und nachfragen? Fast immer, wenn ich etwas dafür unternommen habe, mich zeitverzögert in besonderer Weise einer Sache zu vergewissern, ist sie mir abhandengekommen oder hat sich gegen mich gewendet, und am Ende wusste ich nichts, außer wie Kämpfen und Verlieren und Verlorenwerden vonstattengeht. Eine wertvolle Erkenntnis gewiss, aber wie langweilig letztlich. Darum lieber schlafen!

2. FEBRUAR

Zum ersten Mal leichtes Tauwetter. Wo ich hinkomme, glaube ich Tropfen zu hören, die sanft auf dem Asphalt aufschlagen oder in der weichen Schneedecke zergehen. Ich brachte Minuten, ja wohl eine halbe Stunde mit nichts anderem zu, als diesem Klang zu lauschen, stieg dann in den Keller und nahm den alten Karton mit Friedrichs Büchern aus dem Schrank.

Sie strömten den sonderbaren, zugleich feuchten und trockenen Geruch von Dingen aus, die lange nicht benutzt wurden und dennoch dem Wechsel der Jahreszeiten, ja den verschiedenen Witterungen einer einzigen ausgesetzt bleiben. Wie sollten ihre Spuren auch vor Innenräumen haltmachen? Ich tastete wie blind und nahm eine Handvoll Bücher mit nach oben, um sie auf dem im Schnee gereinigten Teppich auszubreiten, zuerst eine am Rand leicht sich auflösende Ausgabe von *Gullivers Reisen,* mit einer Zeichnung auf dem Buchdeckel, auf der sein Hut in die Wolken reicht und Gulliver mit großer Vorsicht, um nur kein Dach zu beschädigen, über ein Häufchen wie zusammengeschoben wirkender Häuser steigt. Ich schlug das Buch irgendwo auf und las der Stille einen Absatz vor: »Die Königin bemerkte meine Kälte, und als der Pächter das Gemach verlassen hatte, fragte sie mich nach dem Grunde. Ich nahm mir die Freiheit, Ihrer Majestät zu sagen, meinem früheren Herrn sei ich für nichts verpflichtet, als dass er einem armen, harmlosen Geschöpf, das durch Zufall auf seinem Feld gefunden wurde, nicht den Schädel eingeschlagen habe.« Armer und doch auch wieder gar nicht armer Gulliver! Zu jeder Zeit, auf jeder Etappe seiner Reise, konnte er sich so gut an die frühere erinnern, nichts schien ihm so fremd zu werden, dass er vollends davor erstarrte. Ich wiederholte den Satz, um ihn mir zu merken, in leichter Abwandlung: »Meinem früheren Herrn bin ich für nichts verpflichtet, als dass er einem armen, harmlosen Geschöpf, das durch Zufall auf seinem Feld gefunden wurde, nicht den Schädel eingeschlagen hat.« Ich sprach den Satz noch einmal und noch einmal, als würde er sich dadurch wie von selbst zum Fenster, zur Tür hinaus, zu Olenka und zur unbekannten Schauspielerin ausdehnen, wie in ihren Traum hinein.

Ich fischte nach einem andern Buch, einer Sammlung von Platons Dialogen. Ich begann in dem ersten Text zu lesen und las, wie sich der zu Unrecht zum Tod verurteilte Sokrates vor seinen Anklägern erklärte und die gegen ihn vorgebrachten Beschuldigungen widerlegte. Nicht ein einziges Mal schien Sokrates vom Zorn gegen seine Ankläger verwirrt und aufgebracht oder gar von Mut verlassen; immer sprach er klar und vernünftig und am Ende, als er mehr den andern als sich selbst die Furcht vor dem Tod nehmen wollte, sogar zart. Wieso, fragte er, solle er den Tod fürchten, wo er da vielleicht mit Orpheus zusammenkomme und Odysseus nach seiner langen Reise befragen könne? Wäre es nicht schön, mit all denen zusammen zu sein, von denen er Großes gehört hatte, und sich selbst in einer so weiten Verwandtschaft wiederzufinden, die zu erforschen *dort* wohl keiner verhindern würde? Bestimmt, sagte er, würden sie einen *dort* für solches Tun nicht hinrichten. Hier löste sich ein Tropfen von der Dachrinne; ich las den Schluss, stand auf und ging hinaus in die Sonne, aber sie war schon am Untergehen, sodass ich mich mit einer Runde im Garten begnügte und mich danach hierher an den Schreibtisch setzte, vor eine Fensterscheibe voller eingetrockneter Tropfen. Eine Amsel hüpft vom kahlen Ginsterstrauch auf einen kräftigen Ast des Kirschbaums, und der Kater des Nachbarn streckt seine Vorderbeine weit von sich. Wie ich seiner Pünktlichkeit verbunden bin!

5. FEBRUAR

Mir träumte, ich liege nachts im warmen Schlafsack geborgen auf der schmalen Ebene eines Berges. Als ich in der Morgendämmerung erwache, staune ich und begreife nicht im Geringsten, wie und wodurch ich hier, in so alpiner Gegend, gelandet bin. Dann sehe ich, wie sich neben mir, ebenfalls in warme Decken gehüllt, eine Gestalt langsam zu bewegen beginnt – kaum erkenne ich Josip darin, löst sich die Figur von ihrem Ort und fährt wie mit einem Schlitten den Berg hinunter, immer hinunter, die Senkung will und will nicht aufhören; irgendwann aber kommt Josip in der Tiefe an, und obwohl ich kaum mehr als einen Punkt von ihm erhasche, sehe ich doch, wie lauter Verwunderung ihn umgibt. Oh, so hoch ist dieser Berg, denke ich und befreie mich vorsichtig aus dem Sack, um ein Stück in eine andere Richtung zu gehen. Da sehe ich eine kleine Ansammlung von Menschen vor einem Bahnhof, so weit oben, und alle miteinander ins Gespräch vertieft. Etwas im Abseits steigt mein Vater, als wollte er tanzen, von einem Bein aufs andere; er sieht sehr jung aus und winkt mir zu. »Was machst du hier?« – »Wenn ich das wüsste.« – »Du?« – »Ich weiß es auch nicht.« – »Sonderbar, oder?« – »Schön aber auch, nicht?«

6. FEBRUAR

Alle Eisschollen schmelzen allmählich in den Fluss hinein, und doch deckt ein Hauch von Schnee noch überall leicht die Erde zu. Gerade, als ich in einem der Liegestühle meine Sonnenbrille aufsetzte und zu lesen beginnen wollte, tauchte Olenka vor mir auf, wie das letzte Mal mit einer Thermoskanne in ihrem Rucksack und zwei Bechern, von denen sie mir einen wie nebenher und als ob das bereits fraglose Praxis wäre, überreichte, um mir heißen Wein einzuschenken. »Zu zweit macht es mehr Vergnügen.« – »Befinden Sie sich auf dem Weg der Besserung?« – »Nein. Aber ich habe Ruhe.« – »War es das, was Sie wollten?« – »Nein. Aber es ist besser als nichts.« – »Was machen Sie den ganzen Tag in der Kuranstalt?« – »Ich empfange Massagen aller Art und finde mich gelegentlich zur Gruppentherapiestunde ein.« – »Und wirkt es?« – »Sehe ich so aus, als wirkte es?« – »Ich weiß nicht.« – »Sprechen wir über etwas anderes.« – »Haben Sie eine Idee?« – »Kennen Sie hier jemanden, der mich heiraten könnte?« – »Nein, ich bin erst einige Monate hier und habe mich nie für heiratswillige Personen interessiert. Möchten Sie einfach so jemanden heiraten, ohne einen besonderen Grund, der im andern auch liegt?« – »Ich brauche eine Möglichkeit, hier Staatsbürgerin zu werden; andernfalls wird es schwer, meinen Aufenthalt zu verlängern. Es gibt nur zwei Wege: so viel Arbeit zu bekommen, dass ich ein anständiges Einkommen nachweisen kann – das versuche ich seit langem –, oder zu heiraten. Was soll ich tun? Ich habe diese Gesetze nicht gemacht.« – »Aber Sie sind doch versichert; immerhin sind Sie hier auf Kur.« – »Ich habe ein Jahrzehnt lang neben meinem Studium eine alte Frau gepflegt, deren Tochter Ärztin ist; ich hatte, wenn auch keine Bezahlung, so doch ein kleines Zimmer und zu essen, und beim Abschied hat mir die Tochter versprochen, sich für einen Kuraufenthalt einzusetzen, wenn ich ihn brauche. Deshalb bin ich jetzt versichert, allerdings nicht mehr lange.« – »Geben Sie eine Annonce auf: Nüchternes und praktisches O, in den Härten des Daseins auf das Unnachgiebigste erprobt, sucht ebenso nüchternes und praktisches A ohne jede eigenwillige Neigung, besondere Vorliebe und andere hervorhebenswerte Eigenschaft. Alles an A sollte so sein, wie das Leben gegenwärtig mich haben will: Weder der Kanarienvogel im Käfig noch das Insekt, mit dem man ihn füttert, soll seine Anwesenheit bemerken.« – »Ich danke Ihnen. Sie sind mir eine große Hilfe.« – »Ich weiß, obwohl ich älter bin als Sie, keine andere Lösung für Ihr Problem, und das bedaure ich sehr.« – »Was machen Sie hier, wenn Sie nicht gerade anderen Rat geben?« – »Ich gehe spazieren, liege hier mit Ihnen und trinke am helllichten Tag Wein; manchmal besuche ich die Toten am Friedhof, besonders einen einzigen, dessen Haus ich bewohne. Ich höre, sogar jetzt im Winter, mitten in der Landschaft Schauspielerinnen zu, die den Text aus einem Stück sprechen, von dem sie noch nicht wissen, ob es zur Aufführung gelangt. Darüber hinaus denke ich darüber nach, wie die Nacht zum Tag wird, und schreibe manchmal auf, was ich träume, und eines schönen Tages lege ich alles zusammen in eine Barke unter einer Linde und lasse es in den Wald hinein segeln. Beständig gehe ich wie Sie davon aus, dass der Tag kommt, an dem ich mit unverrückbarer Gewissheit fühle, dass ich hier richtig bin und immer richtig war und immer richtig sein werde, um darum sorglos nur das zu machen, wozu es mich drängt, weil es aufs Ganze gesehen nicht wichtig ist, was ich mache. Ich lade Sie dann gern zum Abendessen ein!« – »So lange können Sie nicht warten, ich möchte vorher schon kommen. Wo wohnen Sie, und wann soll ich da sein?«

7. FEBRUAR

In einem der leerstehenden Geschäftslokale im Ort steht in der Auslage ein einziger Sessel, um den Papiergirlanden wie kleine Perücken gehüllt sind, so, als hätte hier Medusa nach einer Verwandlung friedlich ihren Kopf abgelegt. Er erinnert mich an eine hierher mitgebrachte Fotografie, auf der meine

Freunde ihren Kopf zu einer toten, sehr großen Qualle neigen, die auf einem jetzt im Spätherbst beinahe menschenleeren Sandstrand liegt, während ich aufs Meer hinausschaue. In der Ferne kräuselt es sich zu weißem Schaum, in der Nähe ergießt sich eine Welle auf den Strand. Es ist, als wartete der Sessel auf eine besondere Gelegenheit, in der Aufmerksamkeit eines leergeräumten Zimmers ein paar Worte, eine Erinnerung zu empfangen, die Lufthauch werden will oder aber Strom, auf dem man ungehindert einen Kahn treiben lassen kann. Wer nah an das Schaufenster herantritt, erkennt in dem Stuhl ein Kunstwerk aus Papier, das zwar nicht die Last eines menschlichen Körpers tragen kann, dafür aber einen späten Gast aus einer andern Welt, für den immer ein Platz frei bleibt und der kommt und geht wie gerufen, ohne dass einer den Ruf ausgestoßen hätte. Und kaum ist er da und hört zu, löst sich eine Geschichte, eine kleine Szene, aus ihrer Verfangenheit! Ich läutete kurzentschlossen an der Haustür. Ein Mann, der aussah, als hätte ihn der Klingelton aus einer ganz und gar konzentrierten Tätigkeit aufgescheucht, öffnete die Tür und nahm dabei seine Brille ab. »Verzeihen Sie. Mein Name ist Martha. Für den Fall, dass Sie keine Verwendung für den in Ihrer Auslage stehenden Papiersessel haben, bitte ich Sie, ihn mir für eine Weile als Leihgabe zu überlassen.« – »Wie bitte?« Ich wiederholte mein Anliegen. »Was geben Sie mir im Gegenzug?« – »Kommen Sie in das Haus, das ich gemietet habe, und suchen Sie sich einen Gegenstand aus dem Keller, in dem allerhand unbrauchbare und überflüssige Dinge herumstehen. Sogar ein Gemälde vom letzten Abendmahl befindet sich darunter, kein Geniestreich, dennoch inspirierend, ebenso eine etwas mitgenommene, aber schöne Ausgabe von *Gullivers Reisen* oder aber Platons Dialoge in der

Übersetzung von Friedrich Schleiermacher.« – »Wahrhaft – eine reiche Auswahl. Womöglich wollen Sie mir auch noch etwas daraus vorlesen? Verraten Sie mir Ihre Adresse, und eines Abends klopfe ich an Ihre Tür.« Ich nannte meine Gasse, bedankte mich herzlich und trug den leichten Sessel, den fremden Gast, auf meinen Schultern nachhause.

9. FEBRUAR

Benjamin hat mir geantwortet:

Liebe Martha!
Ich hätte nicht gedacht, dass Du mir antwortest, und doch hast Du es getan – wie schön, wirklich. Vorläufig kann ich Dich nicht besuchen kommen, frage mich einfach nicht, weshalb, gut? Und es ist wahr, dass ich über das Vergangene nicht mehr nachdenken will, viel lieber will ich, dass es ganz von selbst aufhört, wichtig und schwer zu sein. Schau Dir doch die vielen glücklichen Menschen um uns an, die drauf pfeifen, was sie getan und unterlassen haben! Glaubst du etwa, es begehrt einer einfach so, sich aus dem Zusammenhang, der ihn hält, hinauszukatapultieren? Der kann noch so krank sein, Hauptsache, er ist vorhanden, verstehst Du? Ich glaube doch, dass es Zeit wird, dass Du das begreifst, und darüber hinaus, dass Du ganz und gar aufhörst, von Dir auf andere zu schließen. Ein grober Fehler! Ich habe mehrfach versucht, Dir zu sagen, Du solltest die Bereitwilligkeit der Menschen, die Dich umgeben, nicht überschätzen, auch meine nicht; im Letzten bin ich bequem und liebe es sehr, wenn keine großen Stürme mein Leben durcheinanderbringen oder gar erschüttern, ja, ich bin feig, sehr sogar, und ich meine, dagegen gibt es im Großen und Ganzen und angesichts der Welt, so wie sie nun einmal ist, wenig einzuwenden; mach

Dir also keine Mühe mehr und setze auch nicht zu einer verspäteten Ohrfeige an! Sie hätte es auch damals nicht fertiggebracht, mich zu kurieren, wiewohl ich die Vorstellung davon herzlich entzückend finde. Nimm die Menschen so, wie sie sind, oder hör auf, Dich mit ihnen einzulassen. Da würde Dir aber sehr viel fehlen! Alles Liebe, Benjamin

11. FEBRUAR

Zum ersten Mal hatte ich das Bedürfnis, den Ort zu verlassen – hinaus, hinaus; wenigstens eine Zugfahrt von anderthalb Stunden und eine Stadt von fünfundzwanzigtausend Einwohnern! Ich sah aus dem Zugfenster einen Graureiher im Fluss stehen und hielt ihn einen Augenblick lang für eine Attrappe aus Papier, so regungslos und aufrecht und elegant stand er da, beinahe unanfechtbar in seiner vollkommenen Haltung. Der Zug hielt an jeder kleinen Station, in jedem Ort; und eine Frau setzte sich zu mir und erzählte, sie sei auf dem Weg zu ihrer Homöopathin, welche es regelmäßig schaffe, sie durch ihre Mittel vollständig genesen zu lassen. »Verstehen Sie, ich bin jetzt über achtzig Jahre alt, selten tut mir etwas weh, und wenn ich einmal Schmerzen habe, schlucke ich die Kügelchen, schlafe zwei Tage, und sogleich sind die Welt und ich wieder die besten Freunde. Ich bin ganz aus der Großstadt fort hierhergezogen, habe freilich meine Einzimmerwohnung behalten, für besondere Aufenthalte und den Genuss von Kunst und Kultur. Jeder Mensch muss hin und wieder ins Theater! Da oben, wo ich wohne, pflegen wir gute Nachbarschaftsverhältnisse, das heißt, man ist hier sehr schweigsam, spricht nur das Nötigste und zeigt wenig Bestreben, eine Angelegenheit so wichtig zu nehmen, dass man etwas unternimmt, um sich in ihr durchzusetzen. Irgendwer wird die Sache schon gutmachen, falls sie in Unordnung geraten ist. Und das bin ich! Meine Töchter leben in Amerika, und ich treffe sie nie, meine Enkelkinder brauchen mich nicht, also widme ich mich den Kindern des Gemeindearztes, die er mit vier verschiedenen Frauen hat. In regulären Abständen wird gemeinsam Kaffee getrunken – eine komplexe Sache! Und Sie – was machen Sie denn hier? Wohin fahren Sie?« Sie sprang aus dem Zug und winkte mir nach, sodass ich die Gelegenheit verpasste, den Namen der Homöopathin zu erfragen. Den Rest der Zugfahrt gesellte sich niemand mehr zu mir, um mich mit seiner Gesundheit in Verlegenheit zu bringen. Als ich in der Stadt mit fünfundzwanzigtausend Einwohnern ausstieg, ging ich einfach der Nase nach Richtung Hafen, wo mehrere Schiffe zur Auswahl standen, auf denen ich einen kleinen Ausflug hätte machen können. Ja, wunderbar: Auf Deck weht kalte Luft um mich, und ich bekomme rote Wangen davon, ganz rote Wangen! Und überall am Ufer sanfte Auen und Weiden und Gesträuch und Gestrüpp und Steine und Kies und Schilf und über mir Schwärme von Krähen und Möwen, und rings um mich, auf dem Schiff, eine Verlobungsgesellschaft, die die Braut dazu zwingt, vier Stunden ohne Unterlass lustig zu sein. Ich bog in das Hafencafé ab, um nachzulesen, wie es Sokrates glückt, seinen Freunden vor seiner Ermordung auseinanderzusetzen, weshalb es sinnlos sei, den Tod zu fürchten, und wurde neidisch darüber, dass Sokrates seinen Freunden eine Frage nur stellt, um sich zu vergewissern, ob seine Rede Sinn und Nachvollziehbarkeit hat und seine Worte angekommen sind, wie er sie gemeint hat. Unterbricht ihn einer, dann wiederum nur, um Sokrates in seinen Ausführungen zu noch mehr Kontur zu motivieren. Und alle Gedanken bewegen sich fort, als wohnte eine verborgene

Gewissheit in ihnen, die sie so sicher führt, dass aller Zweifel darin bis zur Unkenntlichkeit schwindet. Eine Stelle hatte Friedrich mehrfach unterstrichen und mit einem Fragezeichen versehen: Kebes fragt Sokrates, was zu tun wäre, wenn das Kind in ihnen, das den Tod fürchte, nicht zu beruhigen sei: Nun, ihr müsst, sagt Sokrates, es jeden Tag mit Zaubersprüchen zu heilen suchen, bis ihr es wirklich geheilt habt.

12. FEBRUAR

Wie mich hier manchmal das leiseste Geräusch dazu zwingt, mitten im Tag Arme und Hände sinken zu lassen und die Augen zu schließen: Die Glocken läuten, das Signal kündigt den Zug an, die Türkentaube ruft, und ich steige durch ein Ohr aus Luft wie durch einen Ring und höre mich sagen, nimm alles von mir, alles. Mit wem ich spreche, weiß ich nicht, aber der Papiersessel, den ich ins Wohnzimmer gestellt habe, wird meine Rufe willkommen heißen, ebenso der Haselnussstrauch vor dem Fenster und die auf dem Balkongeländer sitzenden Vögel, darüber hinaus, da bin ich mir sicher, die Gasse, der Gehsteig, auf dem der Briefträger die Post bringt, und die Gärten, in denen sich die Wurzeln unter der Erde sacht zu regen beginnen. Auch dem Rauch, der unbekümmert aus den Schornsteinen huscht, möchte ich seine Empfänglichkeit nicht absprechen, geschweige denn der Sonne, die heute nirgendwo zu sehen ist. Nicht da sein aber kann sie nicht. Das werde ich Olenka mitteilen, wenn sie demnächst zum Abendessen kommt, und der unbekannten Schauspielerin, die sich ihr anschließen wird, als kennten sie sich aus der Ewigkeit und hätten sich abgesprochen. Sie haben mir geschrieben. »Liebe Martha, verlassen Sie am 19. Februar am Abend das Haus nicht, denn wann, wenn nicht dann, sollte ich

zu Ihnen kommen? Ich bringe Wein mit. Olenka.« – »Liebe Martha, bevor Sie mich wieder mitten im Irgendwo mit Ihrem Applaus unterbrechen, komme ich lieber zu Ihnen und erzähle Ihnen etwas oder auch nichts. Der 19. würde mir passen. Ihre Unbekannte.«
Ich werde zu Friedrich hinaufspazieren und ihm sagen, dass dies der merkwürdigste Ort ist, an dem ich mich jemals aufgehalten habe, und dies, obwohl es kaum etwas gibt, was besonderer Erwähnung wert ist – seine Gehstöcke und Regenschirme und den Überrest der Bücher freilich ausgenommen: Ich erhalte Antwort. Ich spreche Sätze von geringer Bedeutung laut aus, und mir ist, als würden sie im selben Augenblick zu einem Staubkorn, das ganz ergeben durch die Luft treibt. Nur so! Wenn das so weitergeht, werden noch Dinge geschehen, die ich mir vorzustellen bereits vor hundert Jahren untersagt habe. Niemand kann ermessen, wie ich mich fühle.

14. FEBRUAR

Nichts, nur ein Traum:
Wir – Benjamin, die vergnügte Frau aus dem Zug und ich – versenken einen leeren Sarg in der Erde, und dies mit einer Sorgfalt und einem Ernst, als wäre das Versenken von Särgen in der Erde seit jeher unsere ureigenste Berufung, und als wüssten wir nicht einmal selber, dass es sich in Wahrheit um einen leeren Sarg handelt. Der Tote muss uns abhandengekommen sein, es scheint, als wäre er davongelaufen. Wir werfen auf den Sarg Erde, Hyazinthen, einen Zweig der Haselnuss, der Früchte trägt, und am Ende spanne ich einen Regenschirm auf und lege ihn darauf. Dann wende ich mich an die Trauergemeinde mit folgenden Worten: Der uns verlassen hat, liegt in der Hängematte im Garten; wir wollen die

Ruhe nicht stören, von der er niemals gewusst hat, wie tief er sie begehrt. Er vergaß es. Er vergaß, wie gern er hin und wieder, ohne sich zu erklären, den Raum verlassen hätte, in dem er sich befand, und er vergaß, wie sehr er sich danach sehnte, fraglos und leidenschaftlich umarmt zu werden. Wenn Ihnen noch etwas einfällt, das er vergessen hat, zögern Sie nicht, sprechen Sie oder aber schreiben Sie es irgendwo nieder, aber sprechen oder schreiben Sie es so, dass der Tote keine Kopfschmerzen davon bekommt! Benjamin zwickt mich in den Oberarm, während einer der Trauernden, dessen Gesicht ich aus der Ferne nicht erkennen kann, hervortritt und mich wortlos, als wäre ich ein Fliegengewicht, aufhebt und mit mir auf den Armen davongeht, sodass ich auf der Stelle einschlafe. Josip, rufe ich im Schlaf, bist du das?

16. FEBRUAR

Heute, als ich über die Brücke Richtung Bahnhof ging und in der Mitte innehielt, um auf die kleine Insel im Fluss zu blicken, lief mir der Mann über den Weg, der mir den Papiersessel überlassen hatte. »Unser Tausch ist unvollkommen, wissen Sie das noch?« – »Umso besser. Übrigens glaube ich kaum, dass Sie vor kurzem gewusst haben, was Sie eigentlich wollen! Auch vorgestellt haben Sie sich nicht.« – »Georg, Georg heiße ich; und ich habe nicht vergessen, wo Sie wohnen!« Er verschwand, ich verneigte mich, und es schien mir, als wolle die Christusfigur auf der kleinen Insel sich von ihrem Kreuz lösen und springen, springen. Aber so sieht es immer aus, wenn ich hier vorbeikomme. Ich beschleunigte meinen Schritt und lief weiter, weiter hinauf, vorbei an einem verfallenden Hotel, auf dessen Terrasse vor hundert Jahren vornehme Damen in hübscher Gewohnheit die Sonnenschirme über ihre Köpfe hielten und in die Ferne oder aber auf den Fluss blickten, in den sie tagsüber ihre kleine Zehe gehalten hatten. Ob wohl eine von ihnen in der Art der Mädchen, von denen die unbekannte Schauspielerin gesprochen hatte, eine Schlange aus dem Wasser fischte, um sie an ihrem Schwanz zu packen und den Passanten unter die Nase zu halten? Im kommenden Sommer, wenn ich noch da bin, schwindle ich mich irgendwo hinein und lehne mich an die Balustrade – es wird niemanden kümmern, auch die Damen und Herren vom Denkmalschutz nicht; vielleicht wächst ja das Gras bereits aus den Matratzen, die zuhauf an den Wänden im alten Gastraum lehnen, und klettert aus den Fenstern und übers Dach hinaus und hinauf, durch schwebende, eisige Flocken in den Himmel ringsum. Wenn die Zeit so durch den Raum treibt, als hätte sie, so in ihn hinein verloren, nichts mehr zu fürchten, keine Frage, keine Antwort und kein Ausbleiben derselben, dann –

Lieber Benjamin!
Vielen Dank für Deinen Appell! Ich habe schon lange keinen so unverhohlenen und direkten mehr erhalten – es geht nichts über ein direktes Wort zur falschen Zeit. Zwar ist mir überaus schleierhaft, mit welchen Mitteln Du Deine Selbstzufriedenheit hervorbringst, aber – nicht wahr, Du wirst einwenden, wir seien ja nicht dazu da, um alles zu verstehen. Herzlichen Glückwunsch zu so viel frischem Lebensmut bei so viel mangelnder Einsicht! Immerhin hast Du es unterlassen, mich darauf hinzuweisen, dass Du im Übrigen nicht genau sagen könntest, wer Du bist, denn unser Ich ist im Allgemeinen und unglücklicherweise nichts anderes als eine höchst fragile und sensible Ansammlung von ein bis drei Buchstaben. Und alles andere, jaja, auch!

Richtig – pusten wir es hinweg! Und danke dafür, dass Du mich nicht darauf hingewiesen hast, dass wir zur Unsicherheit hinsichtlich der großen Fragen des Lebens naturgemäß verpflichtet und verurteilt seien. Oh, so schwer ist alles! Wenn nämlich noch einmal in meinem Leben ein Freund, dem ich Vertrauen geschenkt habe, im Konflikt Derartiges zu mir sagt, löse ich mich auf der Stelle in Luft auf – hörst Du: auf der Stelle! Und dann verwandle ich mich in Feuer und verbrenne alle Zeugnisse, deren Erhalt die Menschen dazu zu berechtigen scheint, sich in solcher Manier der Antwort zu entziehen.
Verstehst Du? Seit Jahren kann ich nicht mehr tun, was ich immer zu tun gewohnt war; zu keinem unserer früheren gemeinsamen Freunde habe ich noch Kontakt. Glaub mir, es gibt ein Maß an Misstrauen, Missgunst und Gleichgültigkeit, das einen Menschen beinah jegliche Empfindung für sich selbst verlieren lässt; plötzlich weißt du nicht mehr, wer du bist. Und niemand, der, wenn er das erfährt, nicht kämpft und dabei verliert, hat das Recht, einen kranken Zusammenhang zur Notwendigkeit zu erheben. Verstehst Du das? Wenn nicht, streng Dich an; das wird nicht schaden. Deine Martha, die vor siebenhundert Jahren zum letzten Mal entzückend war.

17. FEBRUAR

Nichts, nur der Papiersessel fiel um, als ich mit dem Staubsauger durch die Küche und das Wohnzimmer fuhr.

Dass man so etwas erleben kann! Zuerst klopfte Olenka an die Haustür – ein solcher Schwung an Leben, dass es mich beinahe verweht hätte. »Wie kahl es hier ist! Aber egal, wir werden es dennoch schön haben. Lassen Sie uns etwas trinken und anfangen, Du zu sagen. Kommt noch jemand? Vier Gedecke auf dem Tisch?« – »Ja, wenigstens eine Person kommt noch, ich weiß aber noch nicht, wie sie heißt.« – »Hast du etwa jemanden eingeladen, der mich heiraten könnte?« – »Ich fürchte, nein.« Es klopfte noch einmal, ich rief durch den Vorraum, dass die Tür offen sei und wir gerade in der Küche stünden; die unbekannte Schauspielerin fand den Weg allein und trat ein. »Guten Abend alle zusammen! Mein Name ist Katharina; offen gesagt, weiß ich nicht, weshalb ich hier bin, aber da es nun einmal geschehen ist, will ich das Beste daraus machen.« – »Olenka mein Name, Kurgast in der örtlichen Anstalt, unentwegt auf dem Weg der Besserung, darüber hinaus aber in etwas vertrackter Lebenslage.« – »Mich kennt ihr schon. Lasst uns essen!« Während wir aßen, sprachen wir wenig, nur über Ernährung und über die Vorzüge von Wintergemüse gegenüber Tomaten, Gurken und Eissalat; Katharina schielte manchmal zu dem leeren Gedeck, vor dem der Papiersessel stand. »Kommt mir bekannt vor«, flüsterte sie einmal. »Was macht ihr, wenn euch langweilig ist?« – »Ist mir fremd, diese Empfindung. Hatte ich seit Kindertagen nicht mehr. Du, Martha?« – »Mir ist seit einiger Zeit zugleich langweilig und doch auch gar nicht langweilig; was das ist und daraus wird, weiß ich nicht.« – »Arbeit?« – »Gegenwärtig keine vorhanden.« – »Für mich auch nicht.« – »Für mich auch nicht.« – »Und wofür hat man dich einmal bezahlt, Martha?« – »Das letzte Mal, als man mich für eine Tätigkeit bezahlt hat, saß ich neben zwei anderen auf einem Podium; ich war eingeladen, über das Werk einer Künstlerin zu sprechen, das mir etwas bedeutete. Aber nach jedem Satz, den ich sprach, drehte sich der Raum um, und mir wurde sehr sonderbar zumute, als hätte ich Drogen genommen. Eine der Gesprächspartnerinnen hielt es für ihre Pflicht, meine Aussagen zu korrigieren und mir auseinanderzusetzen, dass, was ich sage, leider falsch sei, aber sehr, sehr hübsch. Alles in ihr, so schien es, wehrte sich dagegen, sich damit anzufreunden, dass nichts in mir mich dazu drängte, etwas in ihrem Sinn Richtiges zu sagen. Ich glaube, sie litt unter der Last, über etwas, zu dem es ihr an Beziehung ermangelte, unfehlbares Wissen zu besitzen – ein ebenso verbreiteter wie missachteter Kummer. Plötzlich hörte ich, wie jemand den Saal verließ und draußen in der engen Gasse einen lauten Schrei ausstieß, einen langanhaltenden, sehr schrillen Schrei. Und noch einmal und noch einmal, einen Schrei von der Art, wie man ihn kaum noch zu hören bekommt, schon gar nicht an solchen Abenden, und nicht unter Menschen wie diesen hier. Der Schrei durchdrang mich so sehr, dass ich für einen Augenblick die Orientierung verlor; zugleich aber lehnte ich mich zurück und fühlte mich auf einmal sehr wohl. Schlagartig empfand ich vollkommenen Gleichmut gegen die Aussagen meiner Gesprächspartnerinnen, ich hörte ihnen zu ohne jegliches Interesse und verspürte keinerlei Bedürfnis und Notwendigkeit mehr, mich daran zu beteiligen. Als ich mich danach schnurstracks verabschiedete, bedauerte ich einzig, nicht zu wissen, wessen Schrei es war. Ich hätte der Person gern eine Karte geschrieben und mich dafür bedankt, dass dieser Schrei meinem Leben den letzten einer Reihe von Stößen versetzt hat, die etwas in ihm zum vollkommenen Stillstand bringen.« – Katharina nahm einen

Zettel aus ihrer Handtasche, riss ihn in drei Stücke und schrieb auf eines davon in großen Buchstaben DANKE. *Danke dafür, dass Sie mir so unauffällig und ohne es zu wollen dazu verhelfen, auf Ihre Gesellschaft zu verzichten und Zuflucht in unbekanntem Gefilde zu finden.* Wir unterschrieben alle drei, und Katharina legte das Fetzchen Papier auf den Teller vor dem Papiersessel. »Und wofür hat man dich bezahlt, Olenka?« Olenka zündete sich eine Zigarette an und sagte ein paar Züge lang nichts, ehe sie zu erzählen begann: »Mit zwanzig, und das ist mittlerweile dreizehn Jahre her, habe ich meine Familie verlassen, mein armes Land, und bin hierhergekommen mit der Menge falscher Erwartungen, die Menschen in meiner Situation gern entwickeln. Ich wohnte bei einer alten Dame, für die ich tags und nachts sorgte; in jeder der wenigen freien Stunden aber lief ich auf das Konservatorium und nahm Unterricht bei einer Diva, die mich singen lehrte, wie ich sonst nirgendwo singen hätte lernen können. Zumindest glaubte ich es so, ich wusste ja gar nichts darüber, wie die Dinge in dieser Welt tatsächlich vor sich gehen! Ich sang, während ich Staub wischte, und sang, während ich bügelte, und sang, während draußen die U-Bahn, der Zug, Kolonnen von Autos, die Feuerwehr und die Polizei mit ihrem Alarm vorbeifuhren und alles ringsum ein wenig davon erzitterte. Meine Lehrerin rief mich mehrmals die Woche an und bat mich, dies und das für sie zu besorgen und einzukaufen. Ich tat es gern und fraglos, als wäre es ebenso meine Aufgabe wie zu singen und die alte Frau zu pflegen. Meine Lehrerin behauptete regelmäßig, ich sei das größte Talent, das sie je unterrichtet habe. Als die alte Frau, die ich gepflegt hatte, verstorben war, verlor ich meine Unterkunft und führte das Leben einer Stadtnomadin; ich schlüpfte da und dort bei Bekannten für ein, zwei Nächte unter und nahm diese und jene Gelegenheitsarbeit an, wobei man mir meistens den Lohn schuldig blieb. Dann schloss ich das Studium ab und hatte erste kleine Auftritte. Meine Lehrerin, für die ich nach wie vor allerhand Besorgungen erledigte, begann eifersüchtig auf mich zu werden, so sehr, dass ihr alles, was ich tat, missfiel, besonders wie ich sang. Niemals würde aus mir eine wirkliche Sängerin, sagte sie; immer noch ruft sie mich an, wenn sie aus irgendeinem Grund zornig ist, und sagt mir diesen einen Satz. Und immer noch besorge ich für sie dieses und jenes. Was hat sie nur so verstimmt? Wenn ich zu einem Vorsingen gehe – und gelegentlich bezahle ich dafür, vorsingen zu dürfen –, stehe ich vor einer Reihe von Menschen, die auf meine Brust starren und mir am Ende sagen, mein Gesang sei sehr gut, meine Atemtechnik leicht verbesserungswürdig, meine Hüften aber zu ausgeladen, mein Körper zu füllig, das wäre einmal von Vorteil gewesen, entspreche allerdings jetzt nicht mehr dem Geschmack des Publikums. Ich muss abnehmen. Wenn ich mir keinen Raum schaffe, wo mein Gesang gehört wird, kommt mir alles vergeblich und umsonst vor, so viele Jahre harter Arbeit für nichts. Und wenn mich niemand heiratet, kann ich nicht hierbleiben und sterbe ich wenigstens an Fernweh.« Ich griff nach dem Papier und schrieb darauf: *DANKE, dass Sie mich und meine Entwicklung fördern, indem Sie mich aus Ihrer Gemeinschaft ausschließen, und insgesamt eine zu schwache Ursache dafür bilden, meinem Leben ein Ende zu bereiten.* Wir unterschrieben wiederum alle drei und legten den Streifen vom Blatt zu dem anderen auf den Teller vor dem Papiersessel. »Und du, Katharina, was ist mir dir?« Katharina verrückte die Gegenstände, die vor ihr standen, sodass sie einen Halbkreis bildeten, und mitten hinein stellte sie den Salzstreuer. »Lange

Zeit lebte ich in einer kleinen Stadt und hatte ein fixes Engagement an einem Theater, in dem man mir durchaus alle Gelegenheit schenkte, mich zu probieren; ich war fest angestellt und einmal mehr, einmal weniger zufrieden, hörte mich aber eines Tages zu einem andern sagen: ›Ich halte etwas unter Verschluss, von dem ich nicht weiß, was es ist; wenn ich aber nachts jäh aufwache und meinen schnellen Puls fühle, möchte ich aus mir heraustreten oder etwas anderes Unmögliches tun.‹ – ›Womöglich ist es kostbar und wertvoll‹, erwiderte der andere; ich vergaß seine Worte und kam nie mehr auf das zurück, was ich von mir gegeben hatte. Etwas später wurde ich krank, sehr krank, und obwohl ich eine deutliche Veränderung an meinem Körper fühlte, stieg ich auf die Bühne und ging zu Partys und ignorierte so lange, dass etwas mit mir nicht mehr stimmte, bis ich zusammenbrach und mich ausgerechnet mein Vater wie ein Kind zum Arzt brachte. Ich ging jahrelang durch ein Wirrwarr aus Operationssälen, Tagesambulanzen und Alleinsein und wurde allmählich wieder gesund; nur in das alte Leben fand ich nie wieder zurück, weder zu den Menschen, von denen ich mich gemocht geglaubt hatte, noch zu den Stätten meiner Arbeit, die mich gehalten hatte; es scheint, als wäre ich überall jemand geworden, den man nicht mehr verwenden kann. Allerdings bestellt man mir jeweils beste Grüße und lässt mir ausrichten, dass das Geschenk an Gesundheit, welches mir zuteilgeworden ist, groß, ja sehr groß sei und ich es darum unbedingt zu würdigen hätte. Hier, wo ich im Haus von Verwandten, die kaum da sind, ein Zimmer bewohne, streife ich durch die Gegend und rufe da und dort etwas aus oder spreche einen alten Text vor mich hin, und wer mich hört, darf selber entscheiden, ob ich übe oder verrückt bin. Wobei es im Allgemeinen jedermann einerlei ist. Trinken wir darauf!« Wir erhoben das Glas, und Olenka schrieb den ersten Teil nieder, ich den zweiten: *Danke dafür, dass mich eure Gleichgültigkeit so beharrlich werden lässt und ich entdecke, wie schön es ist, wenn sich mir knorrige Äste entgegenstrecken.* Wir setzten wiederum unsere Unterschrift darunter und legten das Stück Blatt zu den andern auf den Teller vor dem Papiersessel und saßen eine Weile nur still da und sprachen nichts mehr. Irgendwann stand Olenka auf, um für einen Augenblick die Balkontür zu öffnen und die Nacht hereinzulassen; der letzte Zug fuhr gerade vom Bahnhof ab.

22. FEBRUAR

Ich werde anfangen, Ordnung im Schuppen zu machen, damit mich im Sommer nichts daran hindert, mich ohne einen Anflug von Unruhe in die Hängematte zu legen und andächtig zuzuhören, wenn vom Platz neben dem Bahnhof Musik aus dem Zirkuszelt herüberklingt. Vielleicht wollen Katharina und Olenka währenddessen ein Lied auf die Jasminblüten singen, die am Schuppendach rasten. Ich habe ein altes Gemeindeblatt gefunden, in das Friedrich seinen Schlittschuh gewickelt hat; und auf diesem Blatt steht tatsächlich zu lesen, dass alle zwei Jahre hierher ein kleiner Zirkus komme, es sei denn, die im Ort Ansässigen ziehen es vor, von seiner Gegenwart keine Notiz zu nehmen und in ihren Gärten und Zimmern zu bleiben, als wäre alles Leben von dort zu schöpfen, wo man sich gerade aufhält. Und wenn auch, soll uns denn nicht auch anderes daran erinnern, wie alles zu schweben beginnt? Ein ungewöhnlicher Gemeindesekretär muss das gewesen sein! Ich weiß kaum etwas über Friedrichs Leben, außer dass er bei der Gemeinde beschäftigt war, wenig sprach, am Abend in seinem Wohnzimmer saß, um Platon und Swift zu lesen, und durch die Träume seines Freundes Roland hindurchging, aber ich stelle mir vor, dass er an Olenka und Katharinas Gegenwart ebenso Freude gehabt hätte wie ich und sich insgesamt ganz damit einverstanden erklärt, wie ich hier in seinem Haus meine Tage verbringe, selbst wenn ich nur zum Fenster hinausschaue und nichts als den Schuppen, die Katze und da und dort Winterlinge finde, die sich aus dem feuchten und kalten Gras heben. Monate, bevor ich hierhergekommen war, sah ich, kaum dass ich die Augen schloss, immer eine Gruppe von Menschen tags und nachts in endlose Diskussionen über Dinge verstrickt, die sich mit jedem Wort, das man ihnen widmete, mehr und mehr in sich selbst verwirrten, bis die Dinge schließlich in trauriges Lachen ausbrachen, eine Art Lachen, vor dem sich die Gruppe der Diskutierenden die Ohren zuhielt, als würde ihre Verwirrung daran Schaden nehmen. Ich sah immer jemanden die Hand heben und, sich entfernend, wie zum Abschied winken, aber kaum, dass dieser Jemand draußen vor der Tür war, fiel er, als würde ein unsichtbares Band an ihm zerren, zurück und blieb einen Atemzug lang liegen, ehe er sich aufrichtete und sich der Vorgang wiederholte. Ja, eine traurige Clownerie im Zirkus kam zum Vorschein, wenn ich die Augen schloss! Aber jetzt und hier, jetzt und hier –

26. FEBRUAR

Morgens erwachen, ohne sich sogleich an gestern, vorgestern oder vorvorgestern zu erinnern – ja, nicht einmal an den vorherigen Abend und den Moment vor dem Einschlafen: kein vorbeigleitendes Bild, nur ein Gefühl, als ob ich über etwas Unbegreifliches sehr entschieden hätte lachen müssen … Und gerade da klopfte unten jemand an die Haustür. »Was machen Sie um diese Zeit hier, bei mir?« Georg stand vor der Tür. »Hören Sie, es ist bereits kurz vor halb acht, höchste Zeit, wir sollten spazieren gehen.« – »Wohin?« – »Wird sich schon zeigen.« – »Warten Sie hier draußen auf mich!« Wir gingen am Bahnhof vorbei zur Ruine und zum Friedhof hinauf und bogen dann in den Wald, auf einen schmalen Weg, an dessen Rändern da und dort noch kleine Reste eines Häufchens Schnee leuchteten. »Ich möchte weder darüber sprechen, weshalb ich hier lebe, noch was ich getan habe beziehungsweise wie ich meinen Lebensunterhalt verdiene, noch mit wem ich wann und wie zusammen war – über nichts dergleichen.« – »Dafür danke ich Ihnen! Und wie kam der Papiersessel in Ihre leere Auslage?« – »Das allerdings war ein merkwürdiger Tag. Ich saß in einer Besprechung, eine Besprechung wie jeden Tag, einfach eine Besprechung in einer Runde, und besprach mich wie immer sehr ausführlich. Auf einmal aber überkam mich, mitten in einem ganz belanglosen Satz, ein derartiger Überdruss, eine so berstende Langeweile gegen alles, was ich sagte und hörte, dass ich aufstand, mich verabschiedete und sagte, ich muss jetzt gehen, bevor ich, was immer hier drinnen zu zertrümmern ist, zertrümmere. Auf Wiedersehen! Ich streifte durch die Straßen und kümmerte mich um nichts, überhaupt nichts, was ringsum war, nur einmal blieb mein Blick an etwas hängen, und zwar vor der Auslage einer kleinen Galerie, in der vier alte Schulsessel standen, genau solche, auf denen ich als Kind gesessen war; der dritte der vier Sessel war allerdings ein Nachbau aus Papier. Der Titel lag daneben auf dem Boden, es hieß: *Einer kann fliegen, vorausgesetzt, Sie haben nichts dagegen.* Ich ging hinein, kaufte die vier Sessel, fuhr nachhause, räumte ein Zimmer in meiner Wohnung aus und stellte die vier Sessel an die Wand. Fünfzehn Jahre später wanderte er in die leere Auslage, die Sie kennen.« – »Eine gute Geschichte.« – »Erzählen Sie mir eine andere!« – »Bevor ich hierherkam, war es lange Zeit meine Gewohnheit, mich früh am Vormittag an den Schreibtisch zu setzen und zu arbeiten. Irgendwann begann es, dass immer zu einer bestimmten Zeit ein Anruf auf meinem Anrufbeantworter meine Konzentration unterbrach; manchmal legte die anrufende Person einfach auf, dann wieder sprach sie ein paar Worte, etwa in der Art: ›Ich weiß, dass Sie da sind, Sie sind sicher da. Ich sehe Sie immer wieder irgendwo. Jetzt können wir uns nicht treffen, das wissen Sie, denn ich bin dazu durchaus nicht in der Lage, aber in einem Jahr, ja in einem halben Jahr, werde ich es sein. Und hören Sie auf zu tun, als würden Sie mich nicht kennen, wenn wir uns sehen. Ich melde mich beizeiten bei Ihnen.‹ Ich kannte die Stimme nicht, vielleicht war sie verstellt, und war mir sicher, dass es sich um eine Verwechslung, die Wahl einer falschen Nummer handelt, und hob einmal ab und sagte geradeheraus, dass ich nicht sei, wer verlangt werde, und nicht mehr solcherart aus meiner Ruhe aufgeschreckt werden wolle. Die Antwort lautete: ›Nichts und niemand gibt Ihnen das Recht, vollends darüber zu bestimmen, wer und was Sie aus Ihrer Ruhe schrecken darf! Verstehen Sie das? Wir sehen uns dann in einem halben Jahr.‹ Und alles ging in den Tagen darauf von vorne los. Ich habe aufgegeben und mein Telefon abbestellt.« – »Und jetzt sitzen Sie im Keller, stauben alte Gegenstände ab und lesen Abwesenden etwas aus Platon und Swift vor?« – »Nur einen Satz: ›Meinem früheren Herrn bin ich für nichts verpflichtet, als dass er einem armen, harmlosen Geschöpf, das durch Zufall auf seinem Feld gefunden wurde, nicht den Schädel eingeschlagen hat.‹« Dann sprachen wir nichts mehr, gingen aber noch weiter in ein Dorf, wo niemand zu sehen und nichts zu hören war – zwei Wolfshunde ausgenommen, die hinter einem Zaun auf einem hohen, eigens für sie angefertigten Tisch standen und zu den braunen Feldern hinüberheulten.

1. MÄRZ

Nichts, nur ein Traum:
Ich laufe wie ein Mensch, der gar kein Gepäck mit sich herumträgt, durch eine Gasse, in der ich vor vielen Jahren gewohnt hatte, und betrete die Wohnung, die längst nicht mehr mein Zuhause ist, als wäre nichts Verwegenes daran, hier für ein, zwei Nächte zu übernachten, einfach, um mich an einen Ort zu bringen, wo keiner mich suchen kann. Die Wohnung ist fast leergeräumt, nur in einem Zimmer steht ein Paar Schuhe auf dem Kopf. Ich bleibe lange im Vorraum stehen, mit dem Rücken an die Tür gelehnt, als reichte es schon, mich einfach nur so anzulehnen, um zu erfahren, was in meiner Abwesenheit alles geschehen ist und ob sich etwa, wie es sich wirklich einmal ereignete, als ich hierher zurückkam, gerade jetzt ein Einbrecher im Schlafzimmer aufhält. Tatsächlich höre ich den Holzboden im Wohnzimmer knarren und erschrecke so sehr wie damals; jemand mit einer Maske taucht vor mir auf, und hinter ihm, als bestünde die Wohnung nur aus Schlupfwinkeln, ein ganzes Gefolge von einander sehr ähnlichen Kindern, die mich mit großen Augen anschauen. In meiner Verlegenheit frage ich die Kinder, ob sie durstig wären, woraufhin sie in Lachen ausbrechen und »Du musst es ihr sagen, Josip, du musst es ihr sagen!« dem Maskierten zurufen. »Was, Josip, was?«, rufe ich, und von meinem Rufen wachte ich auf, glücklich darüber, den Zug zu hören, der durch den Ort fuhr.

2. MÄRZ

Der Wind schaukelt vor meinem Fenster die zarten Blütenkätzchen der Haselnusssträucher hin und her, und weiter draußen, in der Nähe der nächsten Brücke, wo einige der Gärten von niedrigen, schmalen Steinmauern begrenzt sind, werden die alten Frauen anfangen, die Erde ihrer Beete umzugraben. Die Dame mit der Pelzmütze wird den letzten Rest vom Schnee auf dem Grab, das sie pflegt, hinweggegossen haben, und die Mädchen werden in der Nähe der alten Manufaktur ihre Kübel aus den Schuppen holen, um sie für den Fang der Würfelnattern bereitzustellen, die sie in weiser Voraussicht den Passantinnen und Passanten entgegenhalten, um dafür aus der Gemeinde ihrer Mitschülerinnen ausgeschlossen zu werden. Es kann sich nur noch um Wochen und Monate handeln, bis die ersten von ihnen auf den Steinen in der Sonne liegen und mich auf die Probe stellen, ob ich trotz ihrer Anwesenheit baden gehen mag. Ich werde lange zögern und mir dabei einen Sonnenbrand holen und irgendwann darauf pfeifen und auf der Luftmatratze bis in den nächsten Ort treiben. Das wird mich daran erinnern, dass ich einmal eine Woche an einem Strand verbrachte, wo jeden Vormittag zu einer bestimmten Stunde ein Mann auf seinem Motorrad heranrollte, um mit großer Sorgfalt jeden der dreißig Sonnenschirme aufzuspannen, obwohl niemals auch nur ein einziger Badegast kam, um darunter zu liegen – ich auch nicht, denn ich lag unter einem Felsvorsprung im Schatten. Er zog seinen Hut ins Gesicht, schaute aufs Meer und winkte mir einmal pro Tag zu, zum Zeichen dafür, dass es Zeit wäre, gemeinsam eine Zigarette zu rauchen, jeder unter einem der aufgespannten Schirme, deren Schatten niemand der ohnehin auf diesem Strand abwesenden Badegäste begehrte. Diese Erinnerung wird mir ins Gedächtnis rufen, wie viel Kraft ich in meinem bisherigen Leben verausgabt habe, um vollkommen überflüssige Dinge zu tun, Dinge, die keinen Sinn ergaben, außer dem, sie zu tun nicht verabsäumt zu haben. Das wird mich so erheitern, dass ich zum ersten Mal seit Jahren Lust bekomme, eine Zigarette zu rauchen; und mit jedem Zug werde ich eine der verschwendeten Handlungen aus mir hinausblasen und dabei eine kleine Litanei singen: Dieser Zug ist für meinen Brief an X, der mir gar nicht beantwortet wurde. Dieser Zug ist für meinen Brief an Y, der nach einem halben Jahr ungeöffnet zurückkam, weil ich ihn, ohne es zu wissen, an die falsche Adresse geschickt hatte. Er war die ganze Zeit über auf dem Postamt gelegen. Einen weiteren Zug werde ich meiner Leidenschaft widmen, vorzeitig Antworten auf Ereignisse zu finden, die mir im Letzten unbegreiflich sind, und einen weiteren und letzten jeglicher Täuschung darin, dass gar ein Grashalm einem anderen Grashalm Antwort schuldet.

3. MÄRZ

Post von Benjamin: *Marthi, schau, nur das hier, für den Sommer – Benjamin.* Ich wickelte aus Seidenpapier einen roten Schal aus sehr leichtem Stoff.

4. MÄRZ

An der Stelle, an der sich die stillgelegten Gleise der Bahn im Gras verlaufen, ganz in der Nähe der alten Manufaktur, stand heute Vormittag Katharina auf den Schienen und setzte, mit zur Seite gestreckten Armen, einen Fuß vor den andern. Einmal hielt sie inne, stieg herunter, suchte in ihrer Tasche nach einem Gegenstand und stellte sich diesen, eine Flasche, auf den Kopf, ehe sie, noch aufmerksamer, weiterging. Sie übte solcherart eine Weile wortlos; als sie sich aber etwas später der Flasche wieder entledigte, fing sie zu sprechen an: »Sie haben sich meine Rückkehr anders vorgestellt, nicht wahr? Sie dachten, wenn sie erst ihre Reise hinter sich hat, wird sie so müde sein, dass sie das Bedürfnis, das Vergangene zu vergessen, ganz von selbst überkommt? Und Sie dachten, mein auf etwas Bestimmtes gerichteter Wille wird plötzlich so tief schlafen, dass ich mich in alles, was sich ereignet, wie in einen Traum füge? Ich würde zur Tagesordnung übergehen, wie jemand, der sich keine Freundlichkeit mehr versagt, weil nichts geblieben ist, das er noch verlieren könnte?« Ich rief Katharinas Namen; sie ließ ihre Arme sinken und setzte sich neben mich auf die Bank. »Wie lange bist du schon da?« – »Kurz, sehr kurz. Du bist auf den Schienen dorfauswärts gegangen und hast dann zu sprechen begonnen. Mit wem spricht die Figur, die du da gibst?« – »Mit einem schönen, alten Stein, der in etwa die Größe eines Polsters hat und am Boden eines leeren Zimmers liegt.« – »Oh, es wird ihm nichts einfallen, was er erwidern kann.« – »Macht nichts.« – »Und am Ende legst du deinen Kopf darauf und schläfst ein?« – »Ich wüsste kein besseres.« Katharina packte ihre Sachen ein, und langsam gingen wir zurück in den Ort, nicht ohne zum Wirt abzubiegen und Kaffee zu trinken. Wir waren die einzigen Gäste, und nachdem der Wirt unsere Getränke gebracht hatte, stellte er sich vor die Ausschank und brabbelte, halb zu uns, halb an niemanden gewandt: »... alles einfach so, wie es dir eben von der Hand geht. Aber allein musst du es tun, ja, so manches musst du allein tun, eher schnurstracks, ohne nach links und rechts zu schauen. Wer soll dir dabei helfen? Vor allem: Es kann passieren, dass jemand morgen schon vergisst, was er heute gesagt hat, und wenn er sich aber, weil es seine Neigung ist, daran erinnert, dreht ihm ein anderer so lange das Wort im Mund um, bis er am Ende tatsächlich nicht mehr weiß, was er gesagt hat. Immer aber bin ich da und sperr auf, und wer kommt, ist da, und wer ausbleibt, wird vermisst, aber nicht zu sehr und nicht zu lange. Nein, nein, darauf gebe ich acht. Außerdem: Bildschirm will ich hier keinen sehen, und Radio drehe ich derzeit auch keins auf; von ständiger Unterhaltung bekomme ich nämlich Magenschmerzen und Durchfall, und was soll aus einem Wirt, der an chronischer Magenverstimmung erkrankt, anderes werden als aus einem Wirt, der täglich viermal einen Kaffee mit Milchschaumhaube zubereitet? Dort, hinter dem Vorhang, ist eine alte Bühne, worauf früher alles Mögliche zum Besten gegeben wurde; die einen lachten, die andern weinten, aber – ich weiß nicht, wohin alles gekommen ist, ich weiß es nicht.« Katharina stand auf und schob den Vorhang beiseite; dann nahm sie das Bild des Landeshauptmanns von der Wand und trug es hinaus vor die Tür, sodass ein leeres, helles Rechteck von der alten Bühne in den Raum strahlte. Der Wirt bedankte sich herzlich.

6. MÄRZ

Aus – für einen Tag zurück in die Großstadt; seit acht Monaten des erste Mal, und sei es auch nur, um mit dem Zug zu fahren, den Kopf zum Fenster hinauszustrecken, einmal umzusteigen und beim Blick in die links sich ausbreitenden Auen glücklich darüber zu werden, dass nichts und niemand das Kommen des Frühlings verhindern kann. Ich entdeckte dabei einen richtigen, lebendigen Hirsch; er stand allein in der Landschaft, hob sein mächtiges Geweih in die Höhe und senkte dann den Kopf zu Boden, wie um sich für etwas zu entschuldigen. Bisher begegnete ich Hirschen nur im Traum, das heißt

Menschen, die sich plötzlich in einer ausweglos scheinenden Situation in einen Hirsch verwandelten und dann auf einmal nur noch röhren, nicht mehr sprechen konnten. Als ich mit der Straßenbahn zu einem Museum am Stadtrand fuhr, fröstelte mich, und der Gedanke, es sei überaus schön, dort, wo man lebt, eine Reisende zu sein, die nichts zu tun hat, außer ins Museum zu gehen, während andere Menschen sich einer Beschäftigung widmen, die ihnen das Gefühl gibt, im Gefüge zielgerichteter Handlungen unverzichtbar zu sein, ließ mich zuerst lachen, dann aber doch husten. Wie viele von ihnen jetzt wohl in Besprechungen saßen, wo sie mit dem Kopf nickten und den Gedanken ihres Gesprächspartners so fix errieten, dass sie ihn noch vor ihm aussprechen konnten? Ich schickte ihnen meinen Glückwunsch und herzliche Grüße. Im Museum versank ich zunächst in die Betrachtung eines Videos, das der Mitschnitt einer Veranstaltung war, die zu Beginn des vorigen Sommers stattgefunden hatte. Dunkle, graue Wolken hingen darin am Horizont, ein dünner Streifen Licht zog sich zurück; und etwas, das sich entladen wollte, schien sich zu verdichten. Zu sehen war eine Schauspielerin, die sich vor dem Eingang aufstellt, während die Besucher mit müden, gelangweilten Gesichtern einen Halbkreis um sie bilden. Sie tritt vor und begrüßt in der üblichen Art die Angekommenen mit sehr höflichen Worten; sie bricht ihre Worte jäh ab und gleitet in einen ausladenden, wilden Tanz; keine Musik, nur die Geräusche der Anwesenden begleiten sie. Sie bricht wiederum jäh ab und schreit, schreit sehr laut, als wolle sie mit ihrem Schrei alles ringsum zum Einsturz bringen; sie lässt wiederum ihren Schrei in zarte, langsame Bewegungen übergehen. Dann hält sie inne und bedankt sich, bedankt sich aus ganzem Herzen. Sie klettert auf einen Sockel und ruft: »Ich möchte gern, dass Sie mich ausdrücken, ja, dass Sie mir helfen, mich auszudrücken!« Sie wirft sich von ihrem Sockel in die Menge, und sechs Personen aus ihr tragen sie. Als alle gemeinsam nach einigen Schritten vor einer weißen Wand ankommen, weist sie einen von den Trägern an, einen Farbtopf über ihre Haare zu schütten. Die sechs Personen bewegen die ganz von Farbe triefende Gestalt auf und ab, sodass ihr Kopf auf die weiße Wand ein Gemälde pinselt. Ja, machen Sie hier mit mir ein Bild für diese Ausstellung, ruft die Schauspielerin, und als das Farbgemenge auf der weißen Wand vollkommen scheint, winkt sie ab, befreit sich von ihren Trägern und ruft: »Und seid ihr jetzt alle bereit für die Party? Seid ihr endlich bereit für die Party?« Und jetzt läuft sie, läuft allen voran um das Haus und dann in den Keller, und ihr nach läuft ein kleines Grüppchen Menschen. Unten dann, wo die Party stattfinden soll, tanzt sie weiter, tanzt, während zwei, drei etwas steife Menschen in dunkler, ernster Kleidung ihre Glieder bewegen. Das ist die ganze Party, das ist, was von der Party geblieben ist. Ich blieb noch eine Weile sitzen und stieg dann die Stufen hinunter in die Eingangshalle. Auf einer Wand hingen Rettungsringe, und in den Rettungsringen klebten auf ausgeschnittenen Lotosblüten die Geschichten von Menschen, die folgende Satzanfänge zu Ende zu schreiben hatten: Vor einem Jahr war ich …; Heute bin ich …; In der Zukunft will ich sein …; Nie wieder erleben möchte ich …; Glücklich macht mich … Ich steckte einen Stapel Lotosblätter ein, wer weiß, wozu Olenka, Katharina und ich sie noch gebrauchen können. Später, im Zug, setzte ich mich ans Fenster, froh, der Party entkommen zu sein und noch nicht hierbleiben zu müssen. Ich dachte an Friedrich und wie wohltuend es ist, sich jemandem mitzuteilen, dessen Ruhe so fest ist, dass sie durch nichts und gar nichts aufgeschreckt werden kann: Meine Zeit in Ihrem Haus, Friedrich, vergeht erfreulich, ja, ich folge der Wolke widerspruchslos und ohne mit der Wimper zu zucken, und bin allmählich nicht nur wieder in der Lage, ein Buch in die Hand zu nehmen, sondern es zieht mich auch, wenigstens für einen Tag, dahin, wo ich herkomme. Mein Herz klopft, und ich wüsste nicht, was dagegen spricht, es klopfen zu lassen.

8. MÄRZ

Tatsächlich fange ich an, die Fenster zu putzen, sechs Kastenfenster, pro Fenster vier Scheiben. Die Nachbarin, die sonntags ihren Sohn zum Zug begleitet, wird mir ihre Anerkennung nicht verhehlen; sie wirft, so viel steht fest, ein Auge darauf, wie ich Friedrichs Haus halte, und da womöglich sie es ist, die zu Friedrichs Grab frische Blumen bringt oder die abgebrannte Kerze neu entzündet, enthalte ich mich allzu strenger Gedanken. Wie plötzlich eine derartige Enthaltsamkeit zarte Verbindungen zwischen uns schafft, und wie leicht diese Verbindungen auf allzu große Worte verzichten können. Wenn wir uns begegnen, begnügen wir uns mit einem Gruß, und sollte meiner unerwidert bleiben, grüße ich beim nächsten Mal doch wieder; ja, ich grüße wie zum Andenken an einen früheren Lehrer, der mir einmal erzählte, dass eine seiner Bekannten nur deshalb an einem bestimmten Ort Urlaub mache, weil sie dort von jedem, der an ihr vorübergehe, gegrüßt würde, und ihr dies ein Gefühl gäbe, das sie meistens vermisse, nämlich jenes, tatsächlich da und auf der Welt zu sein. Jedenfalls wird, während ich dies schreibe, ein Blatt des Essigbaums vor dem Küchenfenster beinahe durchsichtig, und wer daran zweifelt, erhebe sich von seinem Sessel und überzeuge sich selbst.

10. MÄRZ

Olenka und Katharina waren zum Abendessen da. Wir hielten uns an die einmal entworfene Tischordnung und bezogen den Papiersessel einschließlich seines Gedeckes in unsere Gespräche mit ein. »Mein Kuraufenthalt neigt sich dem Ende zu, ohne dass ich jemanden gefunden hätte, der sich heiraten ließe. Was soll ich tun?« Katharina zuckte die Achseln, ich legte meinen Kopf in die Hände. »Es gibt nur eine einzige Möglichkeit: Ich werde ihn verlängern und hierbleiben, bis sich die Dinge wenden.« – »Und was sagt deine Versicherung dazu?« – »Sie wird es nicht erfahren, aus dem einfachen Grund, weil ich sie nicht mehr brauchen werde.« – »Wer aber wird dann deinen Aufenthalt für nötig befinden, genehmigen und somit finanzieren? In der Regel fühlen sich Ärzte und Versicherungsanstalten nicht dazu berufen, als Kuppler zu dienen.« – »Müssen sie nicht; ich werde ihre Angebote nicht mehr in Anspruch nehmen; ich werde, um es geradeheraus zu sagen, hier bei dir einziehen.« – Katharina lachte auf. »Olenka, die Wände hier sind dünn; ich brauche Ruhe, Alleinsein.« – »Ich auch; du hast ein Haus, ich nicht.« – »Und wo bitte wirst du singen? Du wirst endlich wieder üben müssen!« – »Im Keller.« – »Da ist es feucht und kalt, und altes Gerümpel steht herum. Ein Klavier brauchst du auch.« – »Dann frage ich eben den Pfarrer, ob er ein überflüssiges Zimmer hat, in dem ich singen kann; er hat bestimmt eins; in jedem Pfarrhof steht ein verstimmtes Klavier.« – »Vielleicht fragst du ihn bei der Gelegenheit auch gleich noch, ob er dich heiraten möchte, das erhöht deine Chancen auf ein Zimmer mit Sicherheit!« Olenka erhob sich, verschob den Papiersessel und sang ein paar Tonleitern auf und ab, ehe sie, mit einem Ernst, der uns still werden ließ, zu der Arie aus *Stabat Mater* ansetzte, die ich im

Halbschlaf vor einigen Wochen gehört hatte. Wir ließen die Hände in den Schoß sinken, und ich begriff, dass es nur eine Frage der Zeit war, bis Olenka das zweite Schlafzimmer beziehen würde. Sie verneigte sich, griff nach den Lotosblättern auf dem Teller davor und las laut: »Vor einem Jahr war ich. Heute bin ich. In der Zukunft will ich sein. Nie wieder erleben möchte ich. Glücklich macht mich … Ha! Woher beziehst du solche Schätze? Katharina, schließe deine Augen und zieh ein Blatt!« Katharina tat, was Olenka wollte, stutzte, als sie las, lachte etwas versonnen in sich hinein und sprach wie jemand, der nur darauf gewartet hat, danach gefragt zu werden: »Heute bin ich hier, und wenn ihr meinen Namen aussprecht, hebe ich den Kopf und bin froh, dass mich jemand gerufen hat. Ich erinnere mich an eine Figur, die ich einmal gespielt habe, eine von drei Schwestern, die in einem kleinen Ort sitzen, als hätte sie dort jemand gefangen genommen, und von einer Zukunft träumen, die nie eintreffen wird. Es lähmt sie etwas, das sie noch nicht gut genug kennengelernt haben, um es hinter sich zu lassen. Während sie miteinander sprechen, fährt in meiner Vorstellung draußen auf einem Teich ein Boot vorbei, und ein Fisch springt aus dem Wasser hinein; fragt mich nicht, welcher Fisch, einfach ein Fisch, meinetwegen die Gabe eines Traums; jedenfalls reizt er mich. Sonst erinnere ich mich an kaum etwas, stellt euch das vor! Ich habe so oft in dem Stück gespielt und das wenigste daraus behalten, es ist, als hätte meine Erkrankung einen Teil aus meinem Gedächtnis geraubt und mir stattdessen einen andern gegeben, von dem ich gegenwärtig nicht einmal ahne, wo und wie er sich in das andere fügen wird. Ein Kinderwagen fällt mir noch ein, der vor meinen Augen durch das Zimmer geschoben wird, und eine Mutter, die sich zu dem darin liegenden Kind wie zu einer

Trophäe verhält, ohne sich sonderlich dafür zu interessieren. Immer noch ergreift mich angesichts dieses Bildes ein Gefühl von Wut, eines, das beim tatsächlichen Spiel vollkommen im Weg wäre. Der Fisch im Boot sagt mir nichts, kümmert mich aber, kümmert mich sogar sehr.« Olenka schrieb einen Satz auf das Lotosblatt: *Heute bin ich ein Fisch, der aus dem Wasser an Land hüpft. Und so soll es sein. Und bleiben.* »Einverstanden?« Wie zum Mahl legte sie das Lotosblatt auf den leeren Teller des überflüssigen Platzes. »Du bist dran, Martha!« Ich zog mein Kärtchen und kicherte, weiß der Teufel, warum. »Vor einem Jahr war ich noch nicht hier; ich nannte den Ort, an dem ich lebte, mein Zuhause, und wenn ich durch die Straßen streifte, suchten meine Augen jeweils die Übergänge und Enden dieser Straßen. Eine furchtbare Vorstellung, dass der Raum nirgendwo aufhört und an keine Grenze stößt. Ein Mann rief auf dem Gehsteig einem andern in fremder Sprache zu: *Was, Sie haben keine Frau? Jeder hat doch eine Frau!* Ich blieb stehen, einfach so, wie zurück ins Leben gerüttelt, und mit einem Mal sehr vergnügt.« Katharina schrieb auf: *Vor einem Jahr bot sich mir gegen alle Voraussicht die Gelegenheit zu lachen. Wir danken dafür.* »Einverstanden?« Wieder fiel das Blatt auf den leeren Teller. »Olenka, auch du entkommst nicht – zieh!« Olenka grinste, als sie auf ihren Satz blickte. »Was ich erzählen werde, wird euch nicht überraschen.« – »Wen stört das?« – »Na gut! In der Zukunft werde ich unvergesslich sein, unvergesslich denen, die meinen Gesang hören, nicht mich. Wenn die Hüften und der Brustumfang der andern auch ganz den Wünschen des Publikums entgegenkommen, so wird doch immer einer dabei sein, der lieber die Augen halb schließt, wenigstens eines davon, und die Person, die da singt, vollkommen vergisst. Für den singe ich. Ich werde so manche Nacht in meinem Zimmer auf dem Bett liegen und keinen Schlaf finden, weil mich etwas wach hält, das wie ein vom Wind bewegter Vorhang vor meinen Augen hin und her flattert, durchsichtig, aber schwer zu fassen, schwerer noch zu zerreißen. Aber so müde werde ich nicht, dass ich darüber in Gleichgültigkeit versinke. Meinem Mann wird es hoffentlich an jeder Neigung fehlen, sich über sich selbst zu erheben oder zu großen Anteil am Leben zu nehmen. Zunächst aber werde ich hier einziehen und an Marthas Stelle einen Teil des Haushalts führen, und wer unbedingt sagen will, dass ich ein herzerfrischender Mensch bin, der sage es ruhig. Und von Zeit zu Zeit sitzen wir hier und erheben das Glas auf das Unabänderliche!« Wir prosteten uns zu, und ich schrieb auf: *Komme es, wie es kommen mag, und möge der Wind stillstehen, wann es ihm gefällt.* Olenka nahm den Teller mit den Blättern vom leeren Platz, ging damit auf den Balkon und entzündete draußen das beschriebene Papier. Wir standen da und sahen den Rauchwolken zu, wie sie nach und nach in die Nacht, den neuen Tag entschwanden.

13. MÄRZ

Wie merkwürdig, dass mein Alleinsein hier in Friedrichs Haus ausgerechnet durch Olenkas Einzug ein vorübergehendes Ende finden soll. Wie lange sie wohl bleiben wird? Besser keine Fragen dieser Art! Das zweite Zimmer im Dachgeschoß ist vorbereitet, die Lamellen der Fensterläden sind abgestaubt, und ich bin auf dem Balkon, in eine Decke gewickelt, und halte mein Gesicht in die Sonne. Nichts Wesentliches wird sich an meinem Dasein verändern, außer dass im Hauseingang zwei Paar Schuhe mehr stehen, der Briefträger wenig Post nicht nur für mich bringt, und jemand, der mir wie aus grauer Vorzeit bekannt vorkommt, mit seiner ganzen Lebendigkeit durch das Haus geistert, egal, was ich tue, ob ich zum Fenster hinausschaue oder an Friedrich oder Benjamin schreibe:

Lieber Benjamin!
Dein schönes Tuch habe ich vorläufig einer alten Vase umgebunden, die mich jeden Tag so grimmig anschaut: Es steht ihr hervorragend. Gut, verschieben wir unseren verabsäumten Streit auf den Tag, an dem du hierherfährst – vielleicht verliert er bis dahin jegliches Interesse an sich und wird so bedeutungslos wie die zwei Eichhörnchen, die gerade vom Kirschbaum auf das Schaukelgestell springen. Übrigens ein sehr schöner Anblick, so geschmeidig und frohsinnig! Manchmal graben sie an den falschen Stellen nach den Nüssen, die sie im Sommer versteckt haben, und jagen dann dem Kater nach, um dessen Augenlicht es gar nicht mehr zum Besten steht. Trotzdem ist er noch ganz schön schnell, wenn er muss. Der Garten, sollst Du wissen, ist voller Haselnusssträucher, und die Blütenkätzchen beginnen schon hin und her zu pendeln. Mehr ist gerade nicht. Viele liebe Grüße, Marthi

16. MÄRZ

Regen – Zeit für einen von Friedrichs Schirmen! Als ich am Vormittag unter seinem Dach zum Bäcker ging, sah ich ein Paar, einen Mann und eine Frau, vor Georgs Auslage stehen; nichts an ihnen wirkte so, als ob sie im Kurhaus zur Rekonvaleszenz absteigen wollten. Sie hielten ihre Mäntel über die Köpfe und schienen ins Gespräch vertieft, so sehr, dass sie nicht einmal der Regen, der ihnen ins Gesicht tropfte, zu stören vermochte; ich lauschte in einer kleinen Entfernung, während ich so tat, als wartete ich auf jemanden: »Ich weiß mit Sicherheit, dass ich hier noch nie war, aber alles kommt mir bekannt vor – als wäre ich im Traum hier gewesen, vor langer Zeit!« – »Dann müsstest du bessere Zeiten kennengelernt haben: Der Wirt im Gasthaus vorhin schien nicht gerade an Gäste gewöhnt zu sein; und hier stehen wir vor der dritten leeren Auslage.« – »Aber schau, lies doch, was hier auf einem Blatt steht, in so schöner, verwickelter Handschrift! Jemand hat es säuberlich aus einem Notizbuch gerissen.« Die Fremde las laut: »Meinem früheren Herrn bin ich für nichts verpflichtet, als dass er einem armen, harmlosen Geschöpf, das durch Zufall auf seinem Feld gefunden wurde, nicht den Schädel eingeschlagen hat.« – »Ich läute jetzt hier an dieser Tür und frage, was das soll. Ich wüsste nicht, weshalb ich an einem Ort, an dem mich niemand kennt, unnötige Zurückhaltung üben sollte.« Der Sprechende läutete; Georg öffnete: »Entschuldigen Sie die Störung. Wir sind nur für ein paar Stunden in diesem Ort, der mir aus früheren Tagen vertraut vorkommt; allerdings stehen die wenigen Geschäfte leer, Ihres leider auch; man scheint in Scharen von hier fortzuziehen. Am Bahnhof bekommt man keine Fahrkarten, und der Gastwirt lehnt hinter der Ausschank und spricht halb hier, halb da hin, auf jeden Fall anders, als ein Gastwirt sprechen sollte, zumal wenn Besuch da ist. Und hier dieser Satz in Ihrer Auslage – was hat das zu bedeuten?« – »Fast gar nichts. Bis vor wenigen Wochen stand in der Auslage ein Sessel aus Papier, einem alten Schulsessel zum Verwechseln ähnlich, und erstanden an einem Tag, an dem mich ich weiß nicht welche Kraft davor bewahrt hat, mich selbst oder jemand andern schwer zu verletzen. Ich habe ihn gegen diesen Satz eingetauscht, der ungewöhnliche Dank einer Person, die aus mir unbekannten Gründen davon überzeugt schien, dass der Sessel für eine Weile zu ihr gehört. Den Satz hatte sie in einem alten Buch im Keller gefunden, allerdings, ohne ihn gesucht zu haben.« – »Schön und gut, aber wie kommen Sie dazu, ihn hier in Ihre Auslage zu legen?« – »Ich weiß es nicht. Womöglich zum Zeichen dafür, dass nichts die Erinnerung hindern kann, aus der Leere zu tauchen, wenn man ihr erst welche verschafft hat?« – »Sie wissen es nicht; Sie haben einen Satz entlehnt und wissen nicht, warum. Und wo befindet sich die Person, mit der Sie ins Gespräch kamen, weiß sie es vielleicht?« – Ich hielt es für sinnvoll, mich jetzt bemerkbar zu machen. »Ich bin hier, unterwegs zum Bäcker. Guten Tag!« Das Paar drehte sich zu mir um; Georg blieb auf der Schwelle stehen und grinste. Er machte Zeichen mit seinen Händen, die ich nicht zu deuten verstand. Zu regnen hatte es aufgehört, aber es tropfte beständig vom Schirm auf den Boden. »Wir sind auf Durchreise und werden heute noch weiterfahren in eine Stadt, deren Gastronomie über ein sehr viel reicheres Angebot verfügt. Bevor wir aber weiterziehen, wollen wir wissen, was es hiermit auf sich hat! Was veranlasst Sie, sich eines solchen Satzes zu bemächtigen? Sie müssen wissen, von jeher gilt unser Interesse Dingen, die wir nicht verstehen. Wer war Ihr früherer Herr?« – »Ich habe keinen früheren Herrn; Gulliver hatte einen nicht ganz redlichen König, ich aber habe anstelle des Königs einen Haufen in sich zusammenfallender Jahre, eine Zeit, die wie ein kranker Ast vom Baum gefallen ist und jetzt, geborgen im Fluss, der hier den Ort zerteilt, in den größeren Strom schwimmen mag, um dort noch leichter zu werden als das Gewicht einer einzigen Feder. Er könnte auch als Barke in den Wald hinein segeln, während über ihm und über Fichtenwipfeln Schwärme unbekannter Zugvögel einen fremden Laut ausstoßen, ehe sie steigen und fallen, sich zerstreuen und wieder zusammenfinden. Diese Jahre sind mein Herr, und ich schulde ihnen alles, alles von mir. Was halten Sie davon?« Das Paar nickte und nickte, als hätte es meine Frage nicht gehört, dafür aber keine andere als diese Antwort erwartet. »Danke für Ihre Auskunft! Wir begreifen nichts, haben aber umso mehr Hunger bekommen. Leben Sie wohl, vielleicht begegnen wir einander wieder; der Ort hat seinen Reiz, wer weiß, im Sommer …« Beide schüttelten mir die Hand, so kräftig, als könnten sie dadurch den letzten Rest der in mir verbliebenen Zeit aus mir aufsteigen sehen. Sie entfernten sich mit leisem Flüstern; Georg und ich schauten ihnen nach, bis sie um die Ecke gebogen waren. »Haben Sie das schon einmal erlebt? Jemand läutet an Ihre Tür, nur wegen eines Satzes in der Auslage?« – »Ja, kürzlich wollte jemand meinen Papiersessel.« – »Wollen Sie einmal zum Abendessen kommen?« – »Wenn ich kein Papier essen und keine überflüssige Konversation betreiben muss: ja.« – »Gut, es wird reichen, wenn Sie ein Gedicht aufsagen.«

18. MÄRZ

Olenka sollte den ersten Tag im Haus für sich allein haben, und ich streunte aus. Längst habe ich auf der Landkarte alle Wege, die ich im Umkreis von dreißig Kilometern noch nicht begangen habe, angestrichen, ebenso alle Orte, die ich mit der hier durchfahrenden lokalen Bahn oder per Fahrrad erreichen kann; darüber hinaus alle Kirchen, Klöster und Dorfmuseen. Auch weiß ich um einen Berg in der Nähe, auf dem sich zwischen ausgedehnten Wäldern eine weite Lichtung erstreckt; Kunstwerke, die hier, in dieser entlegenen Gegend, entstanden sind, sollen die Lichtung überziehen – dahin aber werde ich erst im späten Frühling wandern, wenn der Boden trockener geworden ist und ich mich an den Anblick von Pflanzen, die bis zum Bersten blühen, so weit gewöhnt habe, dass er mir keinen Schauer mehr über den Rücken jagt. Ich entschied mich für die Bahn und einen Ort, der nur noch zwei Tage die Woche seinen Lebensmittelladen öffnet, dafür aber ein Kloster beherbergt, in dessen Garten man sich in ein Labyrinth aus Kräutern und Steinen begeben kann und in dem noch drei Nonnen leben, die sich tatsächlich zu den jeweiligen Glockenschlägen in der Kapelle einfinden, um Psalmen zu singen. Ich war die einzige Person, die am Bahnhof ausstieg, und die einzige, die durch die Hauptstraße ging, auf der sich zu beiden Seiten grüne und gelbe Häuser duckten, deren Tore sich kaum einen Spaltbreit öffneten. Einmal sah ich ein Kind aus einem Fenster schauen; es wusste wohl nichts anderes zu tun. Ich winkte ihm zu, einen Augenblick lang verärgert darüber, eine so gewöhnliche Gestalt zu sein, und nicht etwa jemand, der einen Gehstock im Handteller balanciert, auf dessen Spitze ein Kanarienvogel ein Lied singt. Das Kind winkte zurück, stellte sich auf den Sessel oder die Bank und zog die Vorhänge ganz auseinander. Ich deutete in die Richtung des Klosters, das Kind wandte sich um und sprang von der Bank. Weiter ging es, wieder einmal vorbei an einem Friedhof, auf dem ein junger Mann vor einem mit Kränzen bedeckten Grab stand und seine langen Arme schlenkern ließ, ratlos, als wüsste er nicht, was jetzt und hier zu tun sei. Weinen? Beten? Aber wie und was und zu wem? Ich schlüpfte durch das Klostertor und folgte den alten, hohen Steinmauern, folgte den Tontafeln, die darauf angebracht waren, mit Sätzen von alten Dichtern und Philosophen, die allesamt etwas über die Liebe in den Garten hinein flüsterten. Über die Liebe aber wollte ich gerade nichts Bestimmtes behalten, also suchte ich den Ausgang und das Labyrinth, um mich hindurchzubewegen wie jemand, der sogar vergessen will, was unbestreitbar wahr ist, ja, als wäre sogar das wenige Wahre noch eine Last und unbedingt zu verlieren. Als ich wiederum aus der Spirale heraustrat, entdeckte ich einen Pfeil zu einem *Raum der Stille* und ließ mich von ihm ins Haus und zwei Stockwerke hinaufführen. Ich passierte Räume, an deren Wänden Stapel von Holzstühlen standen und Gemälde hingen, die die Sicht in eine weite Landschaft freigaben, zu fernen, aus karstiger Gegend ragenden Bergen, auf denen Schnee lag. Schließlich betrat ich einen Raum, der sehr klein, fensterlos und dunkel war; seine Wände waren mit einer Unmenge von Schaumstoff gepolstert. Ich schloss die Tür und ließ mich zu Boden sinken, mitten hinein in eine ungeheuerliche Enge, zu der mir nicht mehr der leiseste Witz einfiel. Mein Herz klopfte, ich rollte zur Seite, zog meine Knie an die Stirn, mir wurde schlecht; ich begriff nichts. Weshalb ist alles so geschehen, wie es geschehen ist? Weshalb geschieht es und hört nie auf zu geschehen? Ich zog meinen Mantel aus und streckte mich der Länge nach darauf aus, die Augen halb geöffnet der dunkel gepolsterten Wand zugewandt. Wie lange kann ein Mensch eine Wand anschauen, allein, in einer so dichten Kammer? Ich weiß nicht, wie viel Zeit verging, als ich derart verharrte, eine oder zwei Stunden. Irgendwann erinnerte ich mich an Friedrichs Haus, den Zug und dass ich ihn nicht verpassen wollte. Auf Wiedersehen, Kammer! Welcher Art die Stille ist, die ich hier gefunden habe, weiß ich noch nicht, aber eines Tages –

Unten im Hof vor der Kapelle begegnete ich einer der drei Nonnen. Sie fragte mich, ob ich zur Vesper bleiben wolle, ich antwortete, nein, so viel Zeit hätte ich nicht mehr, aber wenn es ihr nichts ausmache, wäre es schön, wenn wir zusammen einen Psalm lesen würden, wider Erwarten wäre mir danach. »Wissen Sie auch, welchen?« – »Am liebsten den, in dem der Vers ›Du hast all mein Klagen in Tanzen verwandelt‹ vorkommt, an den erinnere ich mich dunkel.« – »Gut, kommen Sie.« Wir setzten uns auf zwei Schemel, sie auf die eine, ich auf die andere Seite des Raums, und lasen versetzt je einen Vers: »Ich will dich rühmen, / denn du hast mich aus der Tiefe gezogen / und lässt meine Feinde nicht über mich sich freuen. // Du hast mich herausgeholt aus dem Reich des Todes, / aus der Schar der Todgeweihten mich zum Leben gerufen. // Singt und spielt ihm, ihr, seine Frommen, / preist seinen heiligen Namen! // Denn sein Zorn dauert nur einen Augenblick, / doch seine Güte ein Leben lang. / Wenn man am Abend auch weint, / am Morgen herrscht wieder Jubel. // Im sicheren Glück dachte ich einst: / Ich werde niemals wanken. // Du aber stelltest mich auf einen schützenden Berg. / Dann hast du dein Gesicht verborgen. / Da bin ich erschrocken. // Zu dir rief ich um Hilfe, ich flehte. // Was nützt dir mein Blut, wenn ich begraben bin? / Kann der Staub dich preisen, deine Treue verkünden? // Höre mich, sei mir gnädig! / Sei du mein Helfer! // Du hast mein Klagen in Tanzen verwandelt, / hast mir das Trauergewand ausgezogen und mich mit Freude umgürtet.«

Wir schwiegen eine Weile, bevor ich aufstand. »Ich danke Ihnen. Sie vertrauen darauf, nicht wahr? Sie glauben es?« – »Ja, fast immer, fast immer.« – »Und wenn nicht?« – »Kommen Sie daher und fragen mich, ob ich mit Ihnen einen Psalm lesen will.« – »Und dann?« – »Lese ich mit Ihnen einen Psalm, diesen hier.«

20. MÄRZ

Es muss zwischen vier und fünf Uhr am Morgen gewesen sein, dass Olenka vor meinem Bett stand: »Martha, wach auf, wach auf! Es geht dir nicht gut.« – »Wieso?« – »Du hast laut gerufen, du hast geschrien.« – »Was?«– »Ich verstand es nicht; es klang wie: Sag es mir endlich, Josip, sag es mir.« – »Ich habe nach Josip gerufen?« – »Ja. Es ging ein paarmal so, ich wachte auf davon.« Ich blickte in den dunklen Raum und sagte nichts. »Geh wieder in dein Zimmer, Olenka, schlaf weiter.« – »Wie stellst du dir das vor? Dir ist, glaube ich, nicht gut. Wer ist Josip?« – »Ich weiß es nicht.« – »Du weißt es nicht, das erzähle lieber jemand anderem. Lass uns hinuntergehen, ich mache Tee.« Ich stand auf und wickelte mich in meinen Schlafmantel, ich zitterte vor Kälte und wollte allein sein. Unten, im Wohnzimmer, schob ich einen Lehnstuhl vor das Fenster und schaute in den Garten hinaus; es war noch dunkel, und vom Mond schwamm nur noch der Hauch einer Sichel auf dem tiefblauen Himmel. Ich hörte den Zug, den ersten Zug durch den Ort fahren. »Josip ist ein Freund, von dem ich nicht mehr weiß, ob er jemals ein Freund war; das heißt, ich weiß gar nicht, wer er überhaupt war. Er kam hierher, als er fünfundzwanzig war; er flüchtete mit seiner Familie vor dem Krieg, und da er aus privilegierten Verhältnissen mit hilfreichen Kontakten stammte, musste er, verglichen mit andern, nicht allzu lange auf die Staatsbürgerschaft warten. Wir trafen uns viele Jahre lang in regelmäßigen Abständen, selten zu zweit, immer in einer Runde anderer Freunde. Er sprach manchmal fast gar nichts, saß nur da und zeichnete etwas in sein Notizbuch, dann aber war er ein sehr frischer Unterhalter und sagte Sätze wie: Ach, warum gönnt ihr euch alle so wenig? Das ist eine Dimension, die euch fehlt; ich stehe dazu, dass ich gern ein großer Bankdirektor wäre, der zuhause immer nur geputzte Straßenschuhe trägt. Einmal schenkte er mir zum Geburtstag ein Buch mit Postkarten von Haltestellen und Ruhestätten aller Art. Was er einem über die eigene Person sagen wollte, teilte er lieber indirekt mit, wie jemand, der sich nicht sicher ist, ob er gesehen werden will, oder wie jemand, der durch keinen andern am nächsten Tag an sich selbst erinnert werden mag, so weit weg war das Gestern schon wieder. Er begann mehrmals einen Roman, stellte ihn aber nie fertig und fand fast alles, was andere Menschen als Kunst von sich gaben, sehr schlecht. Und doch konnte er stundenlang in der Sonne liegen und ein Insekt beobachten oder den Tonfall und die Sprechweise eines andern bis zur Ununterscheidbarkeit imitieren. Manchmal hatte ich, nachdem wir einander getroffen hatten, das Gefühl, dass er zuhause seinen Kopf gegen die Wand stößt oder einen Gegenstand kaputtmacht und später in dumpfes Zweifeln darüber verfällt, ob es sich bei diesen Handlungen um einen Ausdruck seiner verborgenen Genialität oder eine üble Laune handelte. Eines Tages war er verschwunden, wie vom Erdboden verschluckt, für niemanden mehr auffindbar, niemand weiß, ob er tot ist oder noch lebt.« Olenka lag auf dem Sofa und sagte im Halbschlaf: »Er ist vielleicht in einem andern Land Geschäftsmann geworden und verdient viel Geld. Wird Zeit, dass du aufhörst, von ihm zu träumen.« – »Gute Idee, und wem bestelle ich sie? Dem Kater? Friedrich?« – »Dem Kater«, antwortete Olenka, bevor sie wieder einschlief und nur noch ihre regelmäßigen Atemzüge zu hören waren; ich deckte sie zu und ging ins Bad, um mich zu waschen und anzuziehen. Warum nicht im Morgengrauen zur Ruine spazieren, von oben sehen, wie es hell wird? Ich nahm einen Umweg über den großen Park, von dem aus ich auf die Insel mit der Christusfigur blicken konnte. Schwäne waren da, Enten, und über mir sangen die ersten Vögel. Hier und da fuhr ein Auto vorbei, und da und dort gingen in den Häusern einzelne Lichter an. Was soll Josip mir sagen, was denn? Während ich weiterging, stellte ich mir vor, eines der Ruinenfenster da über mir wäre Josip und würde sprechen, wenn ich oben angekommen wäre. Die Stufen, die hinaufführten, waren rutschig, das Geländer war abmontiert. Ich bewegte mich vorsichtig und dachte an Katharinas Gleichgewichtsübungen auf den alten, abbrechenden Schienen. Bei der Ruine angekommen, setzte ich mich in eine der hinteren Reihen auf der linken Tribüne, von wo ich eine gute Aussicht auf das Fenster hatte. »Sprich, Fenster.« Es blieb aber stumm, eine lange Weile blieb es stumm; gut, dass ich mich warm angezogen hatte. Irgendwann diktierte es mir ein paar karge Zeilen: »Liebe Martha, hör auf, mich zu suchen. Hör auf, mich verstehen zu wollen. Hör auf, mich zu rufen. Gegenwärtig weiß nichts und niemand, wie lange ich schlafe, und nichts und niemand soll im Verborgenen forschen. Wenn ich wieder im Traum zu dir komme, lerne fliegen.« – »Das ist alles, Josip, das soll alles sein, alles?« Es blieb still, sehr still, nur das Signal vernahm ich, das den Zug ankündigte; und die Schranken, die sich schlossen, quietschten leise.

22. MÄRZ

Nichts, nur ein Traum:
Ich sitze im Zug, unterwegs in die Großstadt, in einem Speisewagen, und lese in Platons Dialogen. Überall sind die Plätze besetzt, nur mir gegenüber ist einer frei; ein Mann, der in seinem Arm eine sehr dicke Wochenzeitung trägt, setzt sich dorthin. Da der Zug mit einem Ruck hält, ergießt sich etwas

vom Wasser aus seinem Glas über meine Hand und mein Buch. »Macht nichts, macht nichts«, sage ich, »kein Problem, trocknet sofort wieder.« – »Lesen Sie da ein gutes Buch?« – »O ja, ein gutes Buch, spannend, vergnüglich und vieles mehr.« – »Erzählen Sie mir etwas davon!« Ich zögere. »Es hat 120 Seiten, und seine Gedanken bewegen sich langsam fort, verzweigen sich aber beständig ineinander und entwickeln sich in einer Ruhe, die ihresgleichen sucht. Sie werden verstehen, dass ich keine Nacherzählung geben kann!« – »Ich bestelle Ihnen einen Kaffee zum Dank.« – »Gut, ich warte.« Der Kellner stellte eine Tasse Kaffee vor mir ab. »Die Sache ist die, dass ein Philosoph mit seinen Freunden zusammensitzt und ihnen die Furcht vor dem Tod nehmen will, indem er ihnen allmählich auseinandersetzt, dass es keinen Tod gibt, wenigstens nicht für Menschen, die ihr Leben auf das Wesentlichste in ihm beschränken. Wenn wir, sehr vereinfacht gesagt, nicht schon aus einem andern Leben in dieses hier kämen und im Sterben in ein anderes gingen, könnten wir gar nicht erst wissen, was wir hier zu tun haben, es fehlte uns vollständig an Erinnerung. Es gibt aber etwas in uns, das ganz außerhalb des ewigen Kreislaufs von Werden und Vergehen steht, und das ist unsere Seele, sofern wir ihre Kraft auf das Wahre und Gute richten. Und darum sollten wir uns kümmern.« – »Aber wer kümmert sich denn darum?« – »Das kann ich Ihnen auch nicht sagen.« – »Und wer weiß, was er zu tun hat?« – »Ich weiß nur, dass ich hier gegenwärtig nichts zu tun habe, nichts. Und das könnte ich, aus der Sicht des Buches gesprochen, nicht wissen, wenn nicht etwas in mir aus einer in mich gesenkten Urzeit oder Ewigkeit sich daran erinnern würde, dass dies eine Möglichkeit ist, seine Tage zu verbringen.« – »Gefällt Ihnen das Buch? Mögen Sie es?« – »Ich verehre Sokrates und bewundere die Treue seiner Freunde ebenso wie die wache Konzentration ihrer Gespräche. Die Beschaulichkeit, in der die Gedanken wie von selbst den Beweis für ihre Richtigkeit hervorbringen, bewegt mich; dennoch wird mir gegenwärtig bei der Vorstellung, dass ich so viel denken und sprechen müssen könnte, bevor ich sterbe, ganz und gar schlecht – womöglich eine flüchtige Empfindung. Ich würde lieber nicht mehr nach Erklärungen suchen wollen, sondern so viel Klarheit gefunden haben, dass es sich erübrigt, darüber zu sinnieren.« – »Erzählen Sie mir noch etwas!« – »Was?« – »Was Ihnen als Erstes einfällt!« – »Als mein Vater im Sterben lag und schon halb nicht mehr hier war, sagte er gar nichts mehr, nur dass er nie wieder durch einen Raum voller Spiegelungen gehen wolle. Aber er fand die Worte nicht mehr.« – »Danke, Martha, mehr wollte ich gar nicht wissen; du gehst einfach so gern in die Falle!« Der Mann stand auf und schüttelte seinen Kopf: Vor mir stand Josip. »Fliege, fliege doch, Martha!«

25. MÄRZ

So ein windiger Morgen! Dauernd schlugen die Fensterläden an die Mauer; und der Stamm des Essigbaums bog sich so sehr, dass seine Wurzel beinahe aus der Erde gebrochen wäre. Olenka hatte Lust, etwas zu tun, was sie noch nie getan hat, es fiel ihr aber nichts ein; schließlich zog sie sich eine Mütze über den Kopf und ging fort. Ich beschloss, die Stille des Hauses zu nutzen, mich an den Schreibtisch zu setzen und abzuwarten, was passiert. Der Wind vertrug meine Aufmerksamkeit zu den ausladenden Ästen der Föhre aus dem Nachbargarten; die Föhre erhob sich weit über die Bäume neben ihr, und auf ihrer Spitze saß eine Amsel und trällerte oder schimpfte – ich konnte es nicht hören. Da und dort schimmerten aus dem

Gras gelbe und weiße Flecken herüber, und schnelle Schatten flogen darüber hinweg. Ich ging in den Keller und sah mich um; es war nicht mehr so kalt hier wie in den Wintertagen, und der in der Luft schwebende Staub stärkte mein Vertrauen, mich immer noch an einem Ort zu befinden, den ich zu allerletzt als fröhliche Erinnerung an mich selbst verlassen würde. Ich öffnete den alten Schrank, wo ich die Bücher gefunden hatte, und entdeckte ganz unten, in einer bislang unbemerkten Lade, ein in Zeitungspapier gewickeltes Gemälde in einem Holzrahmen, nicht sehr viel größer als ein Schulheft. Das Gesicht eines alten Mannes sah mir entgegen; es schaute aus einem von drei Teilen eines Fensters; alle anderen Teile waren geschlossen. Es schaute irgendwohin, in die Leere oder aber ins Verborgene. Seine Stirn war zerfurcht, und in seinen Augen schien sich eine schier ungeheuerliche Fülle von Zeit zu spiegeln, Ereignisse von dunkler Intensität. Und doch strahlte sein Gesicht so hell, als würde der Himmel selbst in die schmale Gasse getaucht sein, die sein Blick traf und doch nicht traf. Ich wickelte das Bild ins Papier und verließ damit das Haus. Wer weiß, wer mir auf dem Weg aus dem Ort Richtung alte Manufaktur und von dort in den Wald hinauf entgegenkommen würde! Tatsächlich vernahm ich an der Stelle am Fluss unter der Brücke Katharinas Stimme; als ich darunter innehielt, sah ich sie sich dehnen und strecken und dann zu Sprüngen ansetzen, wie sie ein Zirkusartist nicht gewandter vollbringen könnte. Katharina sprang um ihre eigene Achse, einmal, zweimal, dreimal, und dies so beiläufig, als wären solche Sprünge nichts weiter als die ganz alltägliche Fortbewegung der auf dieser Erde existierenden Lebewesen. »Ich werde«, sagte sie etwas später, »meine Verwandten und Bekannten darüber in Kenntnis setzen, dass ich wiedergekommen bin; es wird Zeit, euch ohne zu zögern mitzuteilen, was ich in der Zeit meiner langen Abwesenheit über das Wesen unserer Beziehungen begriffen habe.« Sie zog aus der alten Feuerstelle vor sich ein Stück Holz und hielt es in die Höhe. »Und daraus ist etwas geblieben, was noch brennen kann.« – »Das sollten wir ausprobieren«, rief ich. »Woher kommst du wieder einmal so plötzlich?« – »Woher sonst als von zuhause sollte ich kommen?« – »Wann wirst du aufhören, spazieren zu gehen, und anfangen, darüber nachzudenken, in welches Leben du zurückkehren wirst?« – »Spätestens dann, wenn dein Stück zur Aufführung gelangt ist. Oder heute Abend. Lass uns zuallererst versuchen, hier Feuer zu machen.« Wir sammelten ein paar Äste, knüllten das um das Bild gewickelte Zeitungspapier zu luftigen Knäueln und setzten uns auf den Baumstamm vor der Feuerstelle. Katharina legte ein brennendes Zündholz aufs Papier, die Flamme schlug wendig in die Höhe und ergriff die schmalen Holzstücke. »Störe ich ernsthaft deine Übungen?« Katharina zuckte die Achseln. »Wie solltest du ernsthaft meine Übungen stören, wo ich so viel Zeit habe, ohne sie einer Tätigkeit zu schenken, mit der ich erstens für andere nützlich bin und die mir zweitens Geld einbringt.« – »Das wird nicht so bleiben; es kommen immer noch andere Tage, andere Jahre. Und wer weiß, was sich auftut.« – »Ja. Ja. Sieht ganz so aus, als könnte der Wirt eine Aushilfe gebrauchen.« Wir sahen ins Feuer; die Flammen fingen an, Katharinas Holzstück zu durchdringen; ein Specht klopfte an einen der Stämme der Eichen, die den Platz säumten. »Was sagst du zu diesem Gesicht? Wo schaut es hin?« Ich nahm das Bild aus der Tasche. »Es sieht aus, als hätte der, zu dem es gehört, etwas überlebt. Sollte er mich anschauen, schaut er mehr durch mich hindurch auf etwas, das ihn aus seinem

Zimmer holen wird – eine unerwartete Begebenheit draußen, ein Sprung wie der von dem Fisch aus dem Wasser.« – »Ohne dich, die ihn sieht, könnte er sich dessen kaum bewusst werden.« – »… im Grunde ein schönes Gesicht; was es gesehen hat, hat es nicht ausgelöscht …« Ein Windstoß kam, ein paar Funken sprühten, wir saßen schweigend. »Hab ich seit meinen Kindertagen nicht mehr gemacht, im Frühling tagsüber ein Feuer draußen, noch dazu ohne besonderen Anlass. – Was macht Olenka? Singt sie?« – »Sie wollte etwas tun, was sie noch nie gemacht hat; es fiel ihr aber nichts sein, also verließ sie ohne spezielles Vorhaben das Haus.«

Auf dem Rückweg beschlossen wir, beim Wirt vorbeizuschauen und einen Kaffee zu trinken. Olenka saß an einem der Tische allein und schien die Milchschaumhaube zu besonderen Gebilden zu formen. Der Wirt saß hinter der Ausschank und las in einem Buch. »Und, hast du etwas gemacht, was du noch nie gemacht hast?« – »Ich sitze hier und trinke Kaffee. Und diesen hier habe ich noch nie getrunken. Und jetzt seid ihr gekommen. Also, was glaubt ihr?«

2. APRIL

Tagelang nicht viel mehr als das: Die Wolldecken schwangen auf der Wäscheleine im Garten vor meinem Fenster hin und her, ein Feldsperling setzte sich aufs Balkongeländer, das Gras rings um die Feuerschale verneigte sich vor dem Kater, wenn er in alter Gewohnheit das Tor passierte, als wären die Tage nie besser, nie schlechter gewesen. Olenka geht vormittags in den Pfarrhof, um zu singen; der Pfarrer zeigte sich dankbar, dass ein Zimmer wegfiel, um dessen sinnvollen Gebrauch er sich kümmern muss. Und ein Brief von Benjamin!

Liebe Marthi,
stell Dir vor: Ich habe mir einen Traum gemerkt und ihn sogar aufgeschrieben – da wirst Du Deine Freude mit mir haben. Du sitzt darin auf dem Rücksitz eines Autos, das eine Straße entlangfährt, die direkt an eine wüstenähnliche Gegend grenzt: In der Ferne erheben sich karstige Berge, ungeheuer schön, wenn das abendliche, orange Licht sie streift, das überall von Staub durchsetzt ist und doch nicht zerfällt. Je weiter Du fährst, desto gleißender wird es. Der Fahrer erzählt Dir etwas über die Sitten und Gebräuche dieses Landes, aber plötzlich bleibt er stehen, um Dir etwas zu zeigen: Platanen, unter denen sich ein kleiner Bach dahinschlängelt, auf dem Seerosen schwimmen. Du sagst geradeheraus, hier stimme etwas nicht, der Fluss sei sicher eine Attrappe, und Seerosen könne es hier nicht geben, die schwämmen nicht auf fließendem Gewässer, mitten in der Wüste. Aber Du steigst trotzdem ins Wasser und schaust zu den Platanen hinauf, verwundert darüber, dass ständig etwas vor sich geht, was Du nicht verstehst. Auf einmal packt Dich der Fahrer von hinten und will Dich in den Fluss tauchen; Du verstehst natürlich auch das nicht und wehrst ab und fragst, was das soll und ob ihr euch hier etwa nicht in einem Land befändet, wo Frauen und Männer zwar die Zehen ins Wasser halten dürften, untertauchen oder baden gehen aber nicht. Aber der Fahrer hört nicht auf Dich und hebt Dich von hinten in die Höhe und legt Dich samt Deiner Kleider ins Wasser, sogar Dein Tuch fällt vom Kopf; er wiederholt den Vorgang drei Mal. Dann verneigt er sich vor Dir und schenkt Dir schwarzen Tee in eine Tasse, während Du ihm erklärst, dass dies alles sicher ein Missverständnis sei, Dir aber gegenwärtig nichts an seiner Aufklärung liege.
Was sagst Du dazu? Sonst kann ich Dir nicht viel berichten, es ist mehr oder weniger alles wie immer. Herzlich, Benjamin

3. APRIL

Zu Olenka und Katharina kein Wort darüber, dass ein fünfter Gast zum Abendessen kommen würde! Dass wir den Unbekannten vor dem Papiersessel nicht vernachlässigten, befremdete niemanden mehr; ich schwieg auch noch, als wir uns schon an den Tisch setzten, Wein in unsere Gläser schenkten und Olenka meinte, dass jemand an die Haustür klopfe. Wenig später stand Georg in der Wohnzimmertür, er hielt drei Pfauenfedern in der Hand, die die Hälfte seines Gesichts bedeckten. »Guten Abend! Soll ich mein Gedicht aufsagen, bevor ich mich zu Tisch setze? Oder essen wir zuerst?« Olenka nahm mir gleich die Antwort ab: »Wer immer Sie sind und was Sie uns hier zum Besten geben werden, zuerst wird gegessen! Allerdings wäre es nett, wenn du uns vorstellen würdest, Martha!« Das tat ich und fügte am Ende hinzu, dass Georg nichts an überflüssiger Konversation liege, und dies einer der Gründe sei, weshalb ich glaube, dass er zu uns passe. »O schade, ich dachte, Sie wären hier, weil Sie so wie ich auf der Suche nach jemandem sind, den Sie heiraten können!« – »O nein, ich bedaure. Ich hatte bereits mehrmals im Leben die Gelegenheit festzustellen, dass ich nicht dazu tauge, in enger, alltäglicher Beziehung mit einem anderen Menschen zu leben.« – »Ein Jammer!« – »Oder aber die beste Voraussetzung, eine Scheinehe einzugehen.« – »Da steht ja mein Papiersessel.« – »Ja. Er ist für niemanden oder einen Unbekannten, wie Sie mögen.« – »Oder aber für den unvermeidlichen überflüssigen Rest von allem – ja, wie es uns gefällt.« Wir aßen und unterhielten uns über die Primeln, die allerorts die Gärten zu übersäen begonnen hatten, den Schlehdorn, der so außerordentlich schnell wieder verblühte, und die Frühjahrsmüdigkeit, das heißt über ihre Unterschiede zu den anderen Müdigkeiten, die wir bereits kennengelernt hatten. Eine schier ungeheure Fülle von Merkmalen tat sich auf. Nachdem wir zu Ende gegessen hatten, erinnerte Olenka Georg an das Gedicht, das er aufsagen wollte. »Es sind nur zwei Verse aus einem Gedicht, das Ganze wäre zu lang gewesen, um es mir einzuprägen; üben Sie Nachsicht mit mir: *Ich kann nicht erlauben, dass meine Feinde sich am Wein berauschen, indes ich vor Durst vergehe.*« – »Sie scheinen zu den Glücklichen zu gehören, denen das Leben die Gelegenheit geschenkt hat, sich Feinde zu erwerben. Ich gratuliere Ihnen dazu! Wir sollten darauf trinken und Ihren Durst löschen!« Olenka hob das Glas, Katharina klopfte mit dem Salzstreuer auf den Tisch. »Ich hatte vier Jahrzehnte immer nur Freunde; meine Freundlichkeit muss außerordentlich anziehend und nichtssagend gewesen sein. Und auf einmal waren alle verschwunden.« – »Meine Freunde hingegen scheinen sich in Feinde verkehrt zu haben, womöglich eine Verkettung unglücklicher Ereignisse.« – »Feinde brauchen Zeit, um sich als solche zu zeigen; sie enthüllen sich weniger in direkten Angriffen als in verborgenen Zugeständnissen.« – »Dasselbe könnte ich von meinen verflossenen Freunden auch sagen.« – »Ist mir jetzt gleich. Allesamt enthüllen sich am Ende nicht selbst, sondern nur das, wovon sie zu viel haben oder was ihnen fehlt, und allmählich beginnt man selber auch zu begreifen, wovon man zu viel hat oder was einem fehlt.« – »Mir fehlt nichts mehr.« – »Haben Sie das beschlossen, weil Sie schon so alt und klug sind, Georg, oder entspricht es der Wahrheit?« – »Verrate ich Ihnen nicht.« – »Mir fehlt hingegen sehr viel, erstens ein Mann, der mich heiratet, damit ich Staatsbürgerin werden kann, zweitens jemand, der von meiner Stimme so sehr begeistert ist, dass er nicht anders kann, als sich als ihr Förderer zu verwirklichen, drittens –

nichts drittens, das ist alles.« – »Scheint so, als bräuchten Sie hauptsächlich Geduld und langen Atem.« – »Und ein anderes Gesprächsthema!« – »Welches?« – Ich verwies auf das letzte Lotosblatt, das ich aus dem Museum mitgebracht hatte. »Im Museum klebten sie an der Wand, in Rettungsringen; sie sollten die Besucher dazu anregen, sich über wesentliche Dinge Klarheit zu verschaffen. Eines ist für uns alle übrig geblieben: Glücklich macht mich …« – »Darüber hat noch selten jemand gesprochen, ohne dass meine Frisur daran Schaden genommen hätte.« – »Sollen sich deine Haare aufstellen, Olenka, das ist egal.« – »Gut, ich beginne, denn ich mache es kurz.« Katharina wandte ihr Gesicht halb dem dunklen Garten zu. »Glücklich der Tag, an dem der Wirt die Bühne öffnet und ich das Stück, an dem ich arbeite, für jene spiele, die nicht gekommen sind.« – »Das ist alles?« – »Vorläufig fällt mir nicht mehr ein.« – »Glücklich der Tag, an dem der Standesbeamte voller Überzeugung sagt, dass dies hier der wichtigste Augenblick meines Lebens ist, und mir nach der Vorstellung ein hübscher, junger Mann einen Strauß Rosen mit den Worten überreicht, dass ich unvergleichlich gut, wenn nicht die Beste war. So bin ich nun mal.« – »Georg! Da Sie gekommen sind, gilt, was das Sprichwort sagt: mitgehangen, mitgefangen!« – »Glücklich der Tag, an dem die Reisenden vor meiner leeren Auslage den richtigen Gastwirt finden.« – »Die Geschichte kennen wir nicht; Sie müssen etwas ausholen!« Olenka pochte darauf. »Sie ist ganz kurz: Zwei Reisende standen vor meiner Tür und läuteten, weil sie nicht begriffen, weshalb ich nichts weiter als einen Satz in die Auslage legte, einen Satz, dessen Bedeutung und Zusammenhang mit meinem Leben sie interessierte. Ebenso wichtig war ihnen, dass sie zu essen bekamen in einem Gasthaus, das eine reichere Auswahl an Speisen bot als das hier, in unserm Ort, der Fall ist. Ich denke, sie fuhren weiter, anderswohin.« – »Martha!« – »Glücklich die Stunde, in der ich drei Pfauenfedern auf niemandes Teller lege, dankbar darüber, dass nur ein Unbekannter zufrieden damit ist, was man ihm vorsetzt.«

5. APRIL

Die Nachbarin erzählte, Friedrich habe die letzten zwei Jahre seines Lebens das Haus nicht mehr verlassen; nur in den Garten sei er noch gegangen; ich glaube, zu einem kaum sichtbaren, sehr verborgenen Platz neben dem Schuppen, von wo aus man sowohl den Kirschbaum als auch das Fenster betrachten kann. Ob er da saß und sich die Zaubersprüche in Erinnerung rief, denen Sokrates zugestand, seinen Freunden die Furcht vor dem Tod mindern zu helfen? Nichts verdunkelte sein Gemüt, kein Versäumnis bedrückte ihn, und der Moment des Verlassenseins, der sogar Jesus heimsuchte, schien gänzlich an ihm vorüberzugehen. Keinerlei Wundmale blieben zurück, wenigstens nicht im Sichtbaren. Sonderbar, wenn auch anders sonderbar als Josips Verschwinden. Wer hätte gedacht, dass er einfach so eines Tages alles abbricht und auf und davon geht, ohne jegliche Ankündigung, ohne ein Wort des Abschieds, und uns nichts hinterlässt, was wir begraben könnten, außer der dunklen Annahme, ein angestammtes Recht darauf zu haben, dass jemand »Auf Wiedersehen« sagt, bevor er das Weite sucht? Vielleicht ist Josip auch längst tot, und eines Tages erhalte ich Nachricht davon, auf eine Weise, die ich niemals vermutet hätte, ja einfach so in den Schnee hinein, der heute wieder durch die Landschaft treibt und auf dem Schuppendach als sogleich sich auflösender Hauch liegen bleibt. Dort drängen sich drei Tauben dicht aneinander, und die eben aufgeblühte Magnolie des Nachbarn beugt ihre Zweige wie zum Trost zu ihren Köpfen hinab. Es kümmert sie aber nicht weiter, kümmert sie so wenig, wie es die läutenden Glocken kümmert, welcher Tag heute ist, und ob er sich dafür eignet, einem Toten einen Gruß zu schicken. Wie nicht? Was aus meinem Leben werden soll, wenn ich von hier aufbreche, lieber Friedrich, weiß ich immer noch nicht, dafür immer mehr, was alles aus ihm nicht mehr werden muss. Ich gehe durchs Gestrüpp wie der Mann in der Geschichte, die ich vor langer Zeit gelesen habe, und am Ende werden, wie immer, Wolken über den Himmel fliegen. Jetzt schneit es, in zwei Wochen aber blüht der Kirschbaum; und wenn nicht, wird sich etwas anderes ereignen.

9. APRIL

Wenn Olenka und ich nun anfangen, uns abwechselnd aufzuwecken in der Nacht? Ich hörte sie weinen im Schlaf, und als ich in ihr Zimmer trat, saß sie auf dem Bett, den Kopf in die Hände gestützt. »Olenka, hast du geträumt?« – »Ja.« – »Was?« – »Ich weiß es nicht mehr, ich glaube, nichts besonders Wichtiges.« – »Du hast geweint, ich bin aufgewacht.« – »Ich werde traurig gewesen sein.« – »Und jetzt?« – »Bitte tröste mich nicht.« – »Soll ich wieder gehen?« – »Nein. Bleib da neben mir sitzen und erzähl mir etwas.« – »Was?« – »Eine Geschichte.« – »Eine witzige?« – »Nein, eine schöne.« – »Aber eine schöne Geschichte wird dich womöglich trösten.« – »Sei dir da nicht zu sicher.« – »Und wenn deine Frisur darunter leidet?« – »Als ob ich nicht ohnehin schon zerzaust wäre!« – »Eine Geschichte, die ich gelesen, oder eine, die ich erlebt habe?« – »Eine, die du erlebt hast.« – »Eine, die ich gehört habe, kann ich dir erzählen, von jemandem, der sie wirklich erlebt hat und, wie ich den Erzähler kennengelernt habe, immer noch erlebt …« – »Hör auf, Martha, das heißt fang an, Martha!« – »Die Situation war folgende: Ich war mit zwei Freunden auf einer Reise in einem mir sehr fremden Land, in dem tatsächlich ganz andere Gebräuche herrschen als bei uns. Wenn man zum Beispiel eingeladen ist, isst man erst am Ende zu Abend, nicht am Anfang, und den Alkohol, den man dazu trinkt, hat man sich selber gebraut, da sein Genuss streng verboten ist und es daher nirgendwo welchen zu kaufen gibt.« – »Woher wissen die Gastgeber, wann es zu Ende ist?« – »Sie haben es offenbar im Gefühl.« – »Du warst eingeladen?« – »Ja, wir waren zu dritt eingeladen. Unsere Gastgeber, ein Paar, bewohnten ein Haus, das von einem sehr alten Garten und einer Steinmauer umgeben war; es lag am Rand eines kleinen Ortes, in der Nähe der Hauptstadt des Landes, in der so viel Verkehr toste, dass ich anderthalb Wochen lang nach meiner Rückkehr verschleierte Augen und Husten hatte. In dem kleinen Ort aber war die Luft sehr gut; und als wir im Garten saßen, neben einer Feuerstelle, konnten wir sogar einen sehr klaren Sternenhimmel sehen. Der Gastgeber erzählte uns, dass er seit Jahren nicht mehr in die Hauptstadt fahre und das Haus nur noch sehr selten, nur, wenn es wirklich gar nicht anders ginge, verlasse. Er sähe keinen Grund mehr, sich über das allernotwendigste Maß in das gesellschaftliche Leben zu mischen, liebe es aber sehr, wenn Besuch käme. Seine Frau lachte und sagte, sie wäre oft allein unterwegs, mische sich irgendwo unter die Menge und freue sich dann sehr, ihr wieder zu entrinnen; viele bedrückende Dinge geschähen, und im Gegensatz zu vergangenen Tagen lege sie in ihrem Widerstand dagegen häufiger Pausen ein. Während sie so sprachen, sah ich eine Katze durch den Garten hüpfen, und da sie so sonderbar vorwärtssprang, als fehlte ihr mindestens ein Bein, erkundigte ich mich nach dem Grund ihrer auffälligen Fortbewegung. Eines Tages, erzählte der Gastgeber, war sie durch das Gartentor hereingeschlüpft, mit blutenden Vorderbeinen, die ihr jemand abgeschnitten hatte. Sie duldete kein Näherkommen und verkroch sich in der Höhle eines Baums, die sie nie verließ. Jeden Tag zur selben Zeit stellte er ihr eine Schüssel mit Futter vor den Baum, aber die Katze zeigte sich immer erst dann, wenn er wieder fortgegangen war. Nur dann fraß sie. Das wiederholte sich drei Monate lang, bis sie zu Beginn des vierten Monats schon vor dem Baum auf unsern Gastgeber wartete und von da an den ganzen Garten zu ihrem Zuhause machte. Er schloss seine Worte ab mit der Frage: ›Was glaubt ihr, fehlt mir was?‹« – »Bist du ins Paradies gereist für einen Abend? Für den Fall, dass ich die Katze wäre, fände ich die Geschichte sehr viel mehr als tröstlich; als Gastgeber wüsste ich ebenso wenig einen Grund zur Klage, und als seine Frau wäre ich vielleicht trotz allem in der Glückseligkeit angekommen. Da ich aber nur ich bin, weiß ich nichts weiter dazu zu sagen. Lass mich aber noch wissen, ob der Gastgeber einen Beruf hatte, einen, mit dem er Geld verdiente, um das Katzenfutter zu kaufen?« – »Ich weiß nicht, wir haben nicht über unser Einkommen gesprochen. Aber er zeigte uns eine Kalligrafie, die er aus Sand angefertigt hatte; er hatte bereits mehrere Jahre daran gearbeitet, und es schien, als ob er noch einige Zeit damit verbringen würde.« – »Dann hat er viel davon.« – »Wie wir.« – »Ich nicht, Martha, das weißt du. Ich habe keine Zeit mehr. Ich brauche entweder eine Arbeit oder einen Mann, sonst ist das hier zu Ende für mich.« – »Hast du vom Ende geträumt?« – »Ich habe geträumt, dass ich, wo immer ich gehe, ob auf dem Bahnhof oder Flughafen oder am Waldrand, mir eine Gruppe von vier Menschen auflauert, die nur ich sehen kann; sie gehören zusammen, verteilen sich aber im Raum und strecken immer ganz plötzlich ihre Köpfe, die sie sonst verbergen, aus dem Mantel; sie halten immer einen Abstand, sodass niemandem außer mir ihre Beziehung zu mir auffällt. Wenn ich sie ignoriere und mich in einer Schlange anstelle wie alle andern auch, ist einer von ihnen zwei Köpfe vor mir, wenn ich aufs Klo flüchte, wäscht sich einer von ihnen gerade die Hände. Immer bleibe ich ruhig und beherrscht und tue, als gingen sie mich nichts an, aber nichts ändert sich je. Wie aus dem Nichts tauchen sie wieder auf.« – »Was wollen sie von dir?« – »Eine Erklärung, ich muss mein Hiersein rechtfertigen, und wenn es nicht glückt, ist es vorbei.« – »Und, was sagst du ihnen?« – »Es kommt nie so weit, dass ich spreche.« – »Aber wenn, was würdest du sagen?« – »Ich würde mich sehr kurz halten und ihnen nur sagen, was ich dir und Katharina erzählt habe: Ich bin hier, weil ich hier sein muss; ich will singen, was zuhause noch viel unmöglicher ist. Ich habe kein Zuhause mehr; es ist zu lange her, ich bin allem und allen fremd geworden; es gibt kein Zurück.« – »Glaubst du, interessiert sie das? Werden sie Anteil daran nehmen?« – »Soll ich ihnen etwa was vorsingen? Oder ihnen eine Geschichte erzählen? Oder sie fragen, ob sie mich heiraten wollen?« – »Was, glaubst du, werden sie antworten, wenn du vor dem Waschbecken stehen bleibst und mit deiner kräftigen Stimme, weithin hörbar, sagst: Hier bin ich. Macht mit mir, was ihr wollt.« – »Der vor dem Waschbecken würde sagen: ›Oh. Warten Sie einen Augenblick, ich muss erst die andern fragen, was jetzt zu tun ist.‹ Und die entstehende Pause würde ich nutzen, um dich zu fragen, was du an meiner Stelle machtest. Also, was?« – »Ich weiß nicht, Olenka, es ist die

Wahrheit, ich weiß es nicht. Manchmal denke ich: nachhause fahren, freiwillig.« – »Martha, du darfst das nie wieder aussprechen, hörst du, nie wieder. Und denken darfst du es auch nicht. Versprich es.« – »Es ist überaus schwierig, die eigenen Gedanken zu lenken, ja, noch schwieriger, als Macht über die eigenen Handlungen zu gewinnen.« – »Dann übe es, übe es jeden Tag. Und wenn dir kein besserer Grund einfällt: Übe es nur meinetwillen.« – »Das ist viel verlangt.« – »Versprich es jetzt, versprich es.«

11. APRIL

Nichts, alles wie immer, außer dass ich zum ersten Mal, seit ich hier bin, eine Torte gebacken habe, eine Mohntorte für Olenka.

13. APRIL

Wenigstens ist der Schnee wieder fort! Als ich mich am Vormittag in den Garten setzte, um zu lesen, kam Georg zur Tür herein und setzte sich in den zweiten Liegestuhl. »Wie geht es dem Unbekannten, der Sie mit seinen Anrufen gestört hat?« – »Es macht mir nichts aus, die Antwort auf Ihre Frage schuldig zu bleiben. Ich wünsche ihm das Beste.« – »Was soll das sein?« – »Der Verlust der Notwendigkeit, jemanden anzurufen, der aus der eigenen Vorstellungskraft hervorgegangen ist.« – »Aber Sie sind doch wiederum sehr wirklich, ebenso wie jeder andere im Telefonbuch Verzeichnete. Ich vermute, der Anrufer will gehört werden.« – »Ja, ich auch, Sie auch, Olenka auch, Katharina auch. Ich zähle Ihnen gern alle Menschen auf, die ich getroffen habe, seit ich hier bin und mich wieder hinausbewege: einen Langläufer im Wald, die Nachbarin, eine Frau, die den Schnee auf dem Grab eines

Vertrauten mit Wasser begoss, eine Frau im Zug, die auf dem Weg zu ihrer Homöopathin war; Fritz, dessen Aufguss in der Sauna uns ungeheures Glück versprach; die Reisenden vor Ihrem Schaufenster, auf der Suche nach etwas, das sich verstehen lässt; die Nonne im Kloster, mit der ich einen Psalm las; ein Kind, das aus dem Fenster auf eine einsame Dorfstraße schaute; Josip, der nur noch im Traum zu mir spricht …« – »Genug, genug, mir bekommt das nicht.« – »Darauf kann ich jetzt keine Rücksicht nehmen! Aufzählungen besänftigen mich, und es fehlen noch alle Figuren, denen ich nicht in der Wirklichkeit begegnet bin, die Sie und ich hier und jetzt miteinander teilen, sondern in einer andern; es fehlen Sokrates und seine Freunde, Gulliver, sämtliche Königinnen und Könige, die über sein Verbleiben verfügen, seine zurückgelassene Familie, der Buntspecht auf dem Balkongeländer, der erblindende Kater und so weiter, und so weiter.« – »Hören Sie auf! Was kann ihn aus der Notwendigkeit befreien, jemanden anzurufen, der seiner Phantasie entsprungen ist? Er glaubt doch wirklich daran, dass dieser Mensch, der den Hörer abnimmt, zuzuhören gewillt ist!« – »Worauf wollen Sie hinaus? Ihre Fragen – ich verstehe sie nicht! Ich konnte dem Anrufer nicht geben, was er gebraucht hat; auch wenn ich geantwortet hätte, ja, treffen wir uns in einem halben Jahr oder in einem halben Jahrhundert in dem Kaffeehaus an der Ecke, wäre daraus nichts Sinnhaftes geworden.« – »Aber darum geht es nicht! Ich will Ihnen jetzt etwas erzählen. Vor etwa zwanzig Jahren erging es mir nicht sehr viel anders als Ihrem Anrufer, denn ich wählte eine Zeitlang immer wieder die Nummer einer Person, von der ich dachte, dass sie mich sehr gut kennen würde, so gut, dass sie sogar versteht, weshalb ich sie anrufe, ohne meinen Namen zu nennen, mich vorzustellen oder überhaupt etwas zu sagen. Ich war festen Glaubens, dass sie zuinnerst darauf warten würde, ja, dass es auch für sie von großer Bedeutung wäre, einen Anruf von mir zu bekommen, und sei es auch nur, um zu wissen, dass ich lebe und wenigstens in der Lage bin, auf diese Weise zu sprechen, das heißt zu schweigen. Es gab auf der Welt für mich nichts Wichtigeres als diesen Augenblick, in dem zwar nichts zu hören war, aber alles, alles denkbar. Begreifen Sie das. Die Angerufene erwies sich als sehr geduldig und legte selten gleich auf.« – »Sie wollten sie gar nicht treffen, auch in einem halben Jahr nicht?« – »Ich wusste gar nicht, was ich wollte, es war vollkommen unwichtig für mich zu wissen, was ich wollte. Es reichte, das hier zu tun, es einfach zu tun, ohne mich nach irgendetwas zu fragen.« – »Sie haben nie daran gedacht, dass es die Angerufene quälen könnte, solcherart aufgesucht zu werden?« – »Doch, einmal sagte sie: ›Sprechen Sie endlich, sagen Sie endlich, wer Sie sind‹, und ihre Stimme klang aufgewühlt, wütend und sehr dringend, aber ich konnte nicht, ich fürchtete, es würde gar nichts bleiben, wenn ich mich zu erkennen geben würde, ja, gar nichts.« – »Was hat Ihren Anrufen ein Ende gemacht?« – »Sie hat das Telefon abbestellt, kein Anschluss mehr unter dieser Nummer.« – »Und, was ist dann mit Ihnen geschehen?« – »Ich habe die Nummer eine lange Weile weiter gewählt und irgendwann begriffen, dass sie tatsächlich nicht mehr hören will, wie ich nichts sage.« – »Das war alles, was Sie begriffen haben? Mehr als das wollten Sie nicht begreifen?« – »Mir scheint das sehr viel gewesen zu sein; damals mehr als genug. Ich war immerhin mit etwas an ein Ende gekommen, vom gegenwärtigen Zeitpunkt aus betrachtet auf beinahe vollkommene Weise: Ich blieb stumm, sehr lange, ich fing an, meine Wohnung in ein paar Schachteln zu packen, ich zog fort. Viele Jahre später schickte ich ihr eine Karte, mit meinem Absender: *Wem danke ich dafür, dass Ihre Geduld eines Tages aufgebraucht war? Verzeihen Sie dem Anrufer von damals, der nicht verstanden hat, wie es um ihn bestellt ist und was er braucht.*« – »Haben Sie eine Antwort erwartet?« – »Nein. Und auch keine bekommen.« Wir blieben noch eine Weile draußen sitzen, und als die Katze kam, sahen wir ihr zu, wie sie sich in dem immer kleiner werdenden Sonnenfleck putzte.

16. APRIL

Noch immer ist auf den Frühling kein Verlass, dennoch – ich stieg morgens in den Zug, mir war danach, auf einem Weinberg dahinzuwandern und in eine Landschaft aus Weinbergen zu blicken, auf Liegen aus Holz zu rasten und über mir die Wolken Wolken sein zu lassen, den Himmel Himmel, den Fluss Fluss, die Staude Staude, den Weg Weg, die Brücke Brücke und den Bahnhof Bahnhof. Sollte es nicht glücken, würde ich die Augen schließen und wieder versuchen, den Gesang und die Stimmen der allmählich lauter werdenden Vögel zu unterscheiden, oder aber ein Lied vor mich hin summen, einfach so und beflügelt von der Erinnerung, dass es immer und zu allen Zeiten Reisende gegeben hat, die in der Gegenwart von Himmel, Wolke, Staude, Weg, Brücke, Bahnhof Seltsames sahen. Es muss kein Eisvogel sein, der vom Flussufer abhebt, eine Amsel reicht! Tatsächlich war mir einmal einer fast vors Gesicht geflogen; ich fuhr damals mit dem Rad den schmalen Pfad neben dem Fluss entlang und grämte mich über tausend unverständliche Geschehnisse so sehr, dass ich dem Eisvogel zuraunte, er würde mich nicht herumkriegen, er nicht. Was alles mit einem geschehen kann, wenn man lebendig ist! Hatte mich nicht vor Jahren an einem schönen, lauen Frühlingsabend eine Freundin angerufen, um mich zu fragen, was sie jetzt mit dem Menschen tun solle, der vor ihrer Wohnungstür steht und unbedingt eingelassen werden will? Ich antwortete, dass er womöglich aus der Tatsache, dass sie eine Nacht zusammen verbracht haben, auf das Vorhandensein wechselseitiger Zuneigung schließt – an und für sich kein Grund zur Aufregung, kein Grund zur Klage. Sie legte ratlos den Hörer auf mit den Worten, dass sie auch nichts dafürkönne, wenn Menschen heute noch so naiv seien. Ja, das begreife einer, der guten Willens ist! Und wenn nicht, springe er aus dem Zug und gehe durch die engen Gassen an den alten Häusern vorbei Richtung Weinberge und betrachte die Weinstöcke, auf denen sich kaum ein Blatt rührt, oder den Himmel, die Wolken, die Brücke, den entgegenkommenden Weg. Ja, es kann sein, eine Smaragdeidechse sonnt sich auf einem Stein, und oben, auf dem Hügel, liegt ein Wanderer auf der Bank neben der Heiligen Dreifaltigkeit in Gestalt einer Steinskulptur, in der Gott seinen Sohn auf eine Weise in den Armen hält, dass es aussieht, als wäre Jesus die Beine seines Vaters und würde darin, obwohl in steter Bewegung begriffen, seine unantastbare Ruhe gefunden haben. Ich legte mich auf die zweite Bank auf der anderen Seite, erstaunt darüber, welch einander fremdartige Erscheinungen auf kleinem Raum Platz finden: Drei Meter neben mir war auf einer kleinen Plattform ein Gestell angebracht, auf dem eine überdimensionale Weinflasche als Fernrohr diente. Wenn ich eine Münze hineinwarf, konnte ich eine Landschaft betrachten, die auf beinahe unheimlich symmetrische Weise in Rechtecke und Quadrate geschnitten schien. Und hier, hier sollte tatsächlich jemand sein und leben? Ich? Unweit von dieser Weinflasche erhob sich ein riesiges Ungeheuer aus Metall, das wohl an einen Drachen oder eine Schlange gemahnte. Wie leicht, furchtlos zu bleiben, in mich hineinzulachen und das Ungeheuer als Rastplatz zu nehmen, nur dazu da, mich ihm anzuschmiegen! Das ist der ganze Kampf, solches Ruhen, und was daraus folgt, weiß ich nicht.

19. APRIL

Heute Morgen, noch halb den Kaffee in der Hand, staubte ich die wenigen Bilder ab, die im Haus hängen, auch die Postkarten und kleinen Fotografien, die rings um den Schreibtisch aufgestellt sind; die Fotografie, auf der meine Freunde sich zu der toten Qualle neigen, nahm ich aus dem Rahmen und legte sie auf einen Hügel von Dingen, von denen ich nicht wusste, wohin sie bringen. Ich erinnerte mich an das Fahrrad im Schuppen und hielt den Augenblick für gekommen, einen Ausflug zu machen, und führe er auch steile Hügel hinauf. Ich nahm den Radweg Richtung Westen, der sich nach einigen Kilometern einen Berg hinaufzog, und nicht einmal der leichte Wind, der mir entgegenkam, vermochte meine Kraft zu bremsen; nur einmal stieg ich ab, da ich auf einen Stein aufmerksam wurde, auf dem zu sitzen und zu rasten ich nicht verabsäumen wollte. So sitzend, blickte ich auf den kleinen Teich in der Nähe, über den sich ein Steg fast bis zur Mitte erstreckte; hier saßen wohl im Sommer die Menschen aus dem Dorf und ließen ihre Füße ins Wasser hängen. Zwei Frauen kamen und fragten mich, ob ich mich etwa durch die an der Oberfläche des Wassers schwimmenden Schnecken abschrecken ließe, baden zu gehen. Ich antwortete, es sei etwas zu kühl für ein erstes Bad, es habe doch gerade noch geschneit; Schnecken hätte ich keine schwimmen gesehen, aber ich befürchte,

dass ihr Anblick meine Badelust etwas dämpfen würde. Darauf erwiderte eine der beiden, dass dies dumm von mir wäre, denn die Freude der Schnecken an diesem Wasser lasse auf seine außerordentlich gute Qualität schließen. Ihre Freundin unterbrach sie mit den Worten, dass nicht die Schnecken das Problem seien, sondern die Blutegel, die den meisten die Lust an dem Teich, den die Dorfgemeinde zur Freude ihrer Bewohner angelegt habe, drastisch hemme. Ich antwortete, dass der Stein, auf dem ich sitze, mir im Augenblick ausreichend Freude beschere und ich vielleicht im Sommer die Gelegenheit nutzen würde, auszuprobieren, ob Schnecken und Blutegel mich am Schwimmen hindern könnten. Es gäbe hier überall so viele Bademöglichkeiten, man könne wirklich ausreichend üben, Frieden zu schließen mit allem Getier, zu dem man lieber einen gewissen Abstand wahre. »Seien Sie unbesorgt. Wir schwimmen voran, wenn Sie kommen.« Ich bedankte mich herzlich, die beiden setzten ihre Wanderung fort, und ich saß da und dachte, dass dies die Welt sei und ich in ihr, und mir dies, selbst wenn aus meiner Geschichte nichts geblieben wäre, was zu begreifen mir noch nicht hinreichend glückt, unbegreiflich genug ist.
Der Nachhauseweg gestaltete sich leicht, so leicht! Ich musste gar nichts tun, außer mich auf dem Fahrrad, das den Berg hinunterrollte, gerade zu halten. Im Ort angekommen, bog ich zum Wirt ab, in der Erwartung, Katharina oder Olenka dort zu finden. Es war aber niemand da, außer dem Wirt, der hinter der Schank ein paar Gläser polierte. »Ihre Freundin war bereits da und hinterließ mir die Nachricht, dass Sie, falls Sie sie finden möchten, dort aufsuchen sollten, wo Sie sie meistens bei ihrer Arbeit stören.« Herzlich dankend schwang ich mich aufs Rad und bewegte mich zur Brücke fort, wo Katha-

rina gewiss damit beschäftigt war, ihr Stück, das zur Aufführung gelangen sollte, solange sie sich hier im Ort aufhalte, zu probieren. Sie saß allerdings auf einem Baumstamm, dem Fluss zugewandt, in der Hand einen langen Zweig, mit dem sie auf den Boden einen Masten zeichnete. Ich setzte mich neben sie, in der Hoffnung, nichts Falsches zu sagen, denn es schien mir, als wäre es am besten, gar nichts zu sagen. »Hab ich dir schon einmal erzählt«, fing sie nach einer Weile an, »dass ich einmal in einem Ansturm von Verzweiflung einen Mönch aufsuchte, dessen Namen ich im Gespräch zweier mir Unbekannter in der Straßenbahn aufgeschnappt hatte; sie sagten etwas, das mich, ohne dass ich darüber nachdachte, sehr ansprach. Ich war überrascht, denn ich war nie besonders an derlei Dingen interessiert gewesen, vielmehr aber offenbar meiner Therapeuten müde geworden. Als ich vor ihm saß, sprach ich Folgendes: ›Entschuldigen Sie, dass ich gekommen bin, ohne ernstlich etwas zu sagen zu haben. Zwar war ich sehr krank, todkrank, wie man zu sagen pflegt, aber aus irgendeinem Grund bin ich gesund geworden. Das freut mich freilich sehr, es freut mich jeden Tag, nur sehe ich nicht, was ich mit meiner Gesundheit nun anfangen soll, und der Rest der Welt sieht es noch weniger. Ich habe weder einen Lebensgefährten noch eine Lebensgefährtin, noch ein Kind, noch überhaupt irgendetwas, das den meisten Menschen ein wenigstens vergängliches Glück garantiert. Nicht einmal über Arbeit verfüge ich derzeit! Zweimal monatlich ruft mich mein Vater an, um mich wissen zu lassen, wie stolz er immer auf mich gewesen wäre, als ich noch fest in einem kleinen Theater angestellt war. In seinen Augen war ich, obwohl lediglich in einem kleinen Theater angestellt, eine Berühmtheit; ich habe aufgegeben, ihn diesbezüglich aufzuklären. Ich frage Sie direkt: Wie soll ich über mich denken? Ersparen Sie mir bitte die Antwort, dass niemand für einen andern wissen könne, was zu tun das Richtige sei, und beantworten Sie meine Frage nicht mit einer Gegenfrage. Außerdem liege ich manchmal am Abend auf meinem Bett, ohne zu schlafen. Ich schließe die Augen und sehe mich brennen und nichts von mir übrig bleiben.‹« – »Was hat er geantwortet?« – »Eine Weile gar nichts, er schaute sehr aufmerksam vor sich hin. Irgendwann sagte er, ich sei sehr weit gekommen, und was ich nicht hätte, bräuchte ich nicht; auch seines Rates wäre ich im Letzten nicht mehr bedürftig.« – »Und?« – »Was und? Nichts und. Das war alles. Das heißt, er hat mich noch gefragt, ob ich mit ihm essen wolle, es gab Polenta.« – »Und, hast du?« – »Ja. Ja, sicher; schmeckte sehr, sehr gut.«

21. APRIL

Nichts, nur ein Traum:
Ich sitze an der Bar beim Wirt, allerdings fehlt der Wirt hinter der Schank und auch sonst jeder Gast; nur Josip trinkt neben mir ein Glas Bier, stützt seinen Kopf in die Hände und hebt ihn hin und wieder und sagt dann: »Wie fürchterlich, dass alles so gekommen ist. Fürchterlich, fürchterlich.« Ich frage ihn, was denn so fürchterlich sei, aber anstelle einer Antwort bekomme ich nur wieder »fürchterlich, fürchterlich« zu hören. Schließlich stammle ich, wie froh wir angesichts der katastrophalen Dinge, die in der Welt vor sich gingen, darüber sein könnten, hier zu sitzen und ein Glas Bier zu trinken. »Fürchterlich, fürchterlich«, lautet die Antwort Josips. Mein Blick fällt auf Josips Beine, und ich entdecke, dass er keine mehr hat. Da, wo seine Beine immer waren, befindet sich eine einzige Holzkonstruktion. Josip sieht mich an und springt

mit dem Stück Holz, das ihn trägt, eine vollständige Runde im Raum; er springt mit Mühe, und je länger er springt, desto leerer wird der Raum; ja, jeder Sprung scheint einen Gegenstand zum Verschwinden zu bringen. »So verwundet bist du, dass die Hälfte von dir fehlt, und du springst und springst.« – »Unmöglich, Martha, du irrst; schau, ich bin gar nicht mehr da, ich bin fort. Das scheinst du beständig zu vergessen, immer muss ich dich erinnern.« Und fort, fort war er.

23. APRIL

Es regnete die ganze Nacht in einem fort; immer wenn ich kurz erwachte, hörte ich es rauschen; einmal stand ich auf und lauschte an Olenkas Tür, ich dachte, ich hätte sie sprechen gehört, aber nein – es blieb ganz still, nur der Regen fiel, und im Traum schwamm ich in großen Pfützen, die sich zu Teichen formten, und die Blutegel und Schnecken zogen einen weiten Kreis um mich und schwammen, mich derart umringend, mit mir fort in die heller werdende Nacht ... Noch während wir beim Frühstück saßen, klopfte Georg an die Tür und lud uns ein, am Abend mit dem Zug in die nächste Kleinstadt zu fahren und im Kino einen Film anzusehen, den zu sehen in einer Kleinstadt an ein Wunder grenze. Es handle sich um einen der schönsten Filme, den er je gesehen habe, und da das nämliche Kino nur selten Schwerpunkte dieser Art setze, dürften wir uns die Gelegenheit keinesfalls entgehen lassen. – Tatsächlich! Zwar schlief Olenka ungefähr nach zehn Minuten ein (aus den Augenwinkeln sah ich, wie ihr Kopf hinüber auf Georgs Schulter rollte), und ich hörte da und dort leises Schnarchen im Raum, dennoch war ich mir sicher, dass die derart zur Ruhe Gekommenen mit jedem leisen Atemzug den Film weiterträumten, um schließlich die kargen Bilder der

Geschichte langsam vergehen zu lassen: In einem im Osten gelegenen Land fährt ein Mann mit zwei andern Männern im Auto durch eine Landschaft aus braunen, trockenen Feldern, mildem Licht und einer sich da und dort windenden Straße – eine Landschaft, zu der man sich kaum Menschen vorstellen kann, und wenn, dann nur solche, von denen ich in meinem Leben zu wenige getroffen habe, um verlässlich über sie Auskunft zu erteilen. Alte, knorrige Bäume säumen die Straße, und so geht es, bis ein altes Dorf mit niedrigen, weißen Häusern auftaucht und ein kleiner Junge am Straßenrand, der die Fahrenden zu sich winkt und sie zu ihrer Unterkunft bringt. Immer, wenn daraufhin der Junge den Fremden aufsucht, fragt dieser ihn nach seiner Großmutter, einer alten Frau, die schwerkrank zu sein scheint und im Sterben liegt, aber nicht stirbt. Der Junge erzählt dann, wer von den Verwandten oder Nachbarn wieder Suppe gebracht habe, ohne dass die Großmutter sie angerührt hat, und dass seine Mutter und ihr Bruder zerstritten seien und kein Wort mehr miteinander sprächen. Er selbst glaubt und wünscht, dass die Großmutter wieder gesund wird. Einmal, als der Fremde und der Junge wie so oft nebeneinander auf einem der schmalen Wege durch das weiße Dorf gehen, sagt der Junge einen Vers vor sich hin, den der Fremde, nun schon fast ein richtiger Freund, zu Ende spricht. »Wenn dein Los schwarz geflochten ist, kann selbst heiliges Wasser von Zamzam und Kosar es nicht weißwaschen.« Er erzählt ihm, welche Noten er in der Schule bekomme und in welche Schule er gehen wolle, wenn er mit dieser hier fertig wäre. Nirgendwo im Dorf gibt es ungestörten Telefonempfang, sodass der Fremde, wenn er einen Anruf bekommt, mit dem Auto auf einen Hügel in der Nähe des Friedhofs fährt und die Person am anderen Ende der Leitung bittet, Geduld zu haben und zu warten. Nein, ruft er dann, die Frau sei noch nicht gestorben, er könne auch nichts dafür, er könne ja schließlich nicht nachhelfen! Aber gewiss handle es sich nur noch um Tage, nur Tage, nicht mehr! Ob die Anruferin dennoch sich dafür einsetzen könne, dass der Auftrag nicht zurückgezogen wird? Sie würden die Kamera, die sie von der Redaktion geliehen hätten, schon nicht aufessen! Immer, nachdem er auflegt, wechselt er ein paar Worte mit einem Mann, den er nie zu Gesicht bekommt, weil dieser etwas unterhalb des Baumes, unter dem der Telefonierende hin- und hergeht, ein Loch gräbt. Ja, einmal bittet er ihn sogar, von seinem Tee trinken zu dürfen …

Wir fanden nach dem Film noch ein offenes Lokal und bestellten eine Flasche Rotwein. »Für den Fall, dass ihr wach geblieben seid, was hat euch so gefallen an dem Film? Mir wäre nicht aufgefallen, dass etwas geschieht, und das Ende habe ich verschlafen.« – »Die alte Frau stirbt, und der Mann knipst aus seinem Auto ein Foto der trauernden, klagenden Frauen. Er wartet auf die Zeremonie, bei der sich die Frauen selbst im Gesicht kratzen, sodass eine Narbe zurückbleibt. Er will über diesen befremdlichen Ritus eine Reportage für eine Zeitung in der Großstadt machen.« – »Aber nie sieht man die Sterbende, und am Ende sieht man auch nichts von dem, was die Frauen tun, man sieht sie nur gehen, weiter nichts.« – »Der Film hat so viel Zeit, er kennt nicht die geringste Eile, obwohl der Mann allmählich nervös wird, besonders, wenn das Telefon klingelt. Nie weiß man, was er wirklich denkt; vielleicht denkt er sehr wenig und freut sich lediglich darüber, dass ihm am Morgen der Bub das Brot bringt.« – »Aber er ist doch auch unfreundlich zu dem Kind, er fährt es an.« – »Es quält ihn aber danach, dass er es gekränkt hat; er fährt sogar zur Schule und entschuldigt sich.« – »Ich bin mir aber nicht sicher, ob der Junge die Entschuldigung annimmt und ihm wieder vertraut. Übrigens begreife ich nicht, weshalb er, als er bei der Freundin des Lochgräbers Milch holen geht, ein Gedicht aufsagt. Muss das wirklich sein?« – »Du hast ja doch nicht nur geschlafen! Gratuliere.« – »Was ist? Muss es sein?« – »Ja, denn das Gedicht verbindet ihn einerseits mit etwas zugleich Verlorenem und Tragendem und andererseits mit dem Mädchen, das für ihn gerade jetzt die Kuh melkt, noch dazu bei vollkommenem Lichtausfall. Und obwohl es dieses Gedicht noch nie gehört hat, versteht es; sie kennt die Sehnsucht, die in der Bitte formuliert ist: ›Bringe die Laterne und das Fenster, von dem aus ich das Treiben auf der Straße des Glücks sehen kann.‹« – »Ja, eine Begegnung.« – »Glaubt ihr, hat er die Reportage dann am Ende wirklich gemacht, so, wie er sie sich ausgedacht hat?« – »Vielleicht, aber es wird ihm sehr viel schwerer gefallen sein, als er voraussehen konnte.« – »Er hat in seinem Ärger nach dem Telefonat der Schildkröte einen Stoß gegeben, nachdem er sie, die ahnungslos an ihm vorbeilief, lange betrachtet hat. Sie ist auf ihrem Panzer liegen geblieben und hat mit den Füßen gestrampelt.« – »Ja, aber bestimmt hat sie es geschafft, sich wieder umzudrehen.« – »Hat man das noch gesehen?« – »Ich weiß es nicht mehr, aber wenn auch nicht, sie wird es geschafft haben.«

25. APRIL

Heute habe ich immerhin einen Brief geschrieben:

Lieber Benjamin!
Ich habe einen Film gesehen, in dem ich ganz ähnlichen Bildern wie denen aus Deinem Traum begegnet bin … Übrigens – ja, vielleicht verhalte ich mich so, wie Du mich darin gesehen hast, warten wir es ab. Wenigstens habe ich nicht das Geringste gegen sanfte Gewalt, wenn es um das Eintauchen ins Wasser geht. Mir begegnen hier ja ständig Menschen, die mir diesbezüglich und sogar freundlich Hilfe anbieten; ich muss fast sagen, so viel guter Wille verwirrt mich: Ich bin auf diesem Gebiet etwas entwöhnt. Wenn Du hierherkommst, zeige ich Dir einen Stein, auf dem Du nur sitzen musst, und schon klärt sich die Welt vor Deinen Augen aufs Unbegreiflichste auf – es sei denn, du ziehst es vor, mit einem Drachen aus Metall zu kämpfen, indem Du Dich an ihn schmiegst. Ach, vergiss es! Bestimmt werden wir dann doch etwas ganz anderes machen. Hin und wieder, das kann ich nicht verschweigen, sehe ich mich schon meine Koffer packen und nachhause zurückfahren, aber es gibt noch ein paar Dinge, von denen ich nicht weiß, wie sie dorthin zurückbringen. Kannst Du Dich an die Fotografie erinnern, auf der wir alle am Strand stehen und die tote Qualle anstarren, die vor uns auf dem Boden liegt? Wohin mit Medusa? Ein Bewohner des Ortes hat mir einen Papiersessel ausgeliehen, der nun ein ständiger Gast in unserer Runde geworden ist, jederzeit willens, zum Mahl zu empfangen, was wir noch nicht verdaut haben; ich sage »wir«, weil es drei Menschen gibt, mit denen ich Freundschaft geschlossen habe, wenn ich auch ganz unsicher darüber bin, wohin unsere Wege auseinandergehen werden. Uns verbindet vieles, vor allem aber die Tatsache, dass unsere Lebensläufe vorübergehend

Rinnsale geworden sind, die langsam in die Erde sickern. Bestimmt hast Du auch schon einmal vernommen, dass solche Vorgänge unter Umständen dazu dienen, ungeheuer kräftige Bäume mit ungeheuer kräftigen Wurzeln wachsen zu lassen. Leg dich schlafen und überlasse dich dem, was im Schlaf daherkommt, sicherlich ein Ende wie noch keines zuvor. Aber das wäre mir nichts gegen Dich selbst.
Auf bald, Marthi

27. APRIL

Und wieder kamen wir alle zum Abendessen zusammen, und dies sogar bei einer vollständig geöffneten Balkontür, denn der Tag war warm, sehr warm gewesen. Olenka setzte dazu an, Katharina den Film nachzuerzählen, aber Katharina schien derart in Gedanken verloren, dass Olenka aufgab. »Du hörst nicht zu, wo bist du?« – »Ich bin etwas müde, habe dich aber sagen hören, dass eine Frau in dem Film, den ihr gesehen habt, am Tag nach der Geburt ihres zehnten Kindes auf dem Balkon die Wäsche aufhing, als wäre nichts gewesen, und dass der Mann im Haus gegenüber auf dem Balkon zu ihr sagte: Ach, gestern habe ich mit Ihrer Schwester gesprochen! Worauf sie antwortet: Nein, das war ich.« – »Tatsächlich, du hast aufgepasst! Vielen Dank.« – »Ja, und ich habe vor mir ein weißes Dorf gesehen und in geringer Entfernung sogar einen kleinen Wald mit einer Quelle, die man hier, in dieser kargen Gegend, nicht im mindesten vermutet hätte.« Olenka legte ihr Besteck auf den Teller. – »Dem Mann geht es wie uns. Er kommt nicht dazu, seine Arbeit zu tun; die Umstände hindern ihn. Alles, was ihm widerfährt, ist dazu da, ihn aufzuhalten.« – »Er fährt in das Dorf und glaubt schon im Vorhinein, planen zu können, wann die alte Frau sterben wird. Wenigstens spielt ihr Tod in seinem Entwurf nicht mit.« Georg hielt inne und sagte, dass er, je älter er würde, desto mehr den Sinn für die Zeit verlöre. Manchmal glaube er, er wäre nahe daran zu verlernen, das Zifferblatt einer Uhr zu lesen. »Kein Problem! Ich werde das Zifferblatt Ihrer Uhr lesen, wenn es so weit ist und die Verwirrung des Alters über Sie kommt.« – »Olenka, Ihre Direktheit übertrifft alle Direktheiten, die ich in meinem Leben kennengelernt habe. Sie wirft mich fast um.« – »Ein Grund mehr, dankbar zu sein; alle Menschen, die im Leben wenigstens auf einen Menschen treffen, der ihnen sagt, was er denkt, sodass sie, standfest wie sie zu sein glauben, zu wanken beginnen, können ein Lied singen. Also, singen Sie!« Eine Weile sagte niemand mehr etwas. Von draußen war das Signal zu hören, das den durch den Ort fahrenden Zug ankündigte, außerdem die Rufe eines Kuckucks und das Gurren einer Taube. Ein Windstoß legte ein paar Blätter des Haselnussstrauchs vor die Balkontür und schlug die Fensterläden an die Hausmauer. »Ich habe angefangen, Bewerbungen zu schreiben, jede Woche drei. Ich bewerbe mich überall, wo ich mir nur irgendwie vorstellen könnte zu arbeiten.« – »Aber du wirst doch wohl nicht aufhören, deine Arien zu üben, und anfangen, die Oper zu vernachlässigen?« – »Nein, ich übe jeden Tag, Martha weiß es, denn ich verlasse das Haus um spätestens halb zehn.« – »Singt der Pfarrer schon mit?« – »Nein, aber er bringt mir jeden Tag eine Tasse Kaffee.« – »Ich mache es wie du, Olenka. Ich habe mich unter anderem in der Kantine eines kleinen Theaters als Schankhilfe beworben und in einem Kino als Kassenangestellte. Beim hiesigen Wirt kommen zu wenige Gäste vorbei, als dass es Sinn ergäbe, um eine Beschäftigung zu bitten.« – »Du, Martha?« – »Nein, nichts, noch nichts, nichts, nichts. Aber schaut, wir haben noch ein Lotosblatt!«

Ich griff auf den Teller vor dem Papiersessel und ließ Georg eines nehmen. »*Nie wieder erleben möchte ich …*« – »Aber wozu sollen wir uns daran erinnern und uns das erzählen?« – »Diese Frage stellen wir uns in diesem Zusammenhang nicht; wir tun es einfach.« – »Aber es gibt nichts, was ich nie wieder erleben möchte, weil das, was ich vor einiger Zeit nicht erlebt haben wollte, sich zu etwas gewandelt hat, was erlebt zu haben mir, sagen wir, nicht über die Maßen unsinnig erscheint, auch wenn es, während ich es erlebte, einem Albtraum glich.« – »Georg, ich beginne daran zu zweifeln, Sie zu heiraten. Egal, ich fahre fort, wenn Ihnen partout nichts einfällt: Ich möchte nie wieder Pflichten einer Lehrerin gegenüber haben, die mir Schaden zufügt; ich möchte nie wieder mein Bett mit einem Menschen teilen, der mich bereits morgen vergessen hat; ich möchte nie wieder nachts aufwachen, weil mich im Traum Menschen verfolgen, die ihre Gesichter verbergen und mir Angst machen, aber dann, wenn es darum geht, eine Entscheidung zu treffen, zu ihrem beamteten Vorgesetzten aufschauen, weil sie selber nicht wissen, was zu tun ist. Ich möchte nie wieder nicht wissen, wie ich es anstellen soll, dass mein Asyl verlängert wird, und ich möchte nie wieder auf dem Korridor eines Amtes sitzen, auf dem jeder in einer endlos langen Schlange darauf wartet, aufgerufen zu werden; es sei denn, es handelt sich um das Standesamt. Aus. Punkt. Ende.« Pause, nur Wind und Kuckuck, keine Taube, kein Zug. »Olenka, Sie wissen wohl, dass Sie das meiste von all dem wieder erleben werden!« – »Georg, halten Sie sich zurück, darum geht es jetzt nicht!« – »Nein, Martha, lass ihn nur sagen, was er sagen will.« Und wieder schwiegen wir. Irgendwann nahm Katharina ein Blatt und schrieb darauf: *Ich werde aufhören, maßlose Anstrengung zu unternehmen, um das nicht zu erleben, was zu erleben ich nicht verhindern kann.* »Ich lege es jetzt hier auf den Teller vor dem Papiersessel, ohne euer Einverständnis abzuwarten.« Wir schauten irgendwohin und sagten nichts. »Gut, hört mir zu. Wenn mein Vater anruft, um mir zu sagen, wie stolz er immer auf mich gewesen wäre, als ich noch fest an einem Theater angestellt war, werde ich antworten: Ja, Papa, es freut mich, dir einmal zu solch angenehmen Gefühlen verholfen zu haben, hiermit erlaube ich dir, ebenjene aus anderen Quellen zu beziehen, denn ich bin nun an der Kassa eines Kinos tätig und erwarte dort Erfahrungen zu machen, die mir noch fehlen. Wenn mich der Chef der Kinokassenverwaltung fragt, welche meiner Eigenschaften und Fähigkeiten mich in meinem ganz und gar nicht mehr studentischen Alter besonders für den Beruf als Kinokassenkartenverkäuferin qualifiziert, werde ich sagen, mich qualifiziert erstens die Tatsache, dass mir das Leben jeglichen Hochmut geraubt hat, mit dem Universitätsabsolventinnen und -absolventen Kassiere und Kassiererinnen dafür bedauern, dass sie so minderwertige Arbeit verrichten müssen. Darüber hinaus beherrsche ich, wie Sie soeben gemerkt haben, eine Sprache, die den Geschlechtern mehr als gerecht wird. Zweitens qualifiziert mich der Umstand, dass es mich freut, in eine Schlange vergnügter und unbekümmerter Menschen zu schauen, denn wer, der ins Kino geht, macht kein entspanntes Gesicht? Drittens habe ich vor, meine Scheu vor Geld abzubauen, denn viel, viel Geld werde ich an einem Abend entgegennehmen. Und Geduld habe ich auch, denn mein Schicksal hat mich reich mit Gelegenheiten gesegnet, sie mir in Fleisch und Blut übergehen zu lassen.« – Wir erklärten uns alle vollkommen einverstanden. »Ich verfasse eine Anklage an das ewige Leben, wenn ich dich nie wieder auf einer Bühne sehe.« – »Und ich eine, wenn ich dich nie singen höre.« – »Und ich eine, wenn für Sie, Olenka, niemand auftaucht, der Sie heiratet.« – »Und ich eine, wenn uns der Rotwein ausgeht.« Ich nahm ein Blatt, schrieb darauf, *Du hast all mein Klagen in Tanzen verwandelt,* und hielt es in die Höhe. Es entglitt meinen Fingern; alle sahen wir zu, wie es an dem Gedeck vorbei zu Boden flatterte; Katharina hob es auf und legte es auf den Teller. Wir schwiegen und tranken und hörten von draußen die Nachbarin nach dem blinden Kater rufen. »Martha, magst du nicht?« – »Ziehen wir Jacken an und gehen auf den Balkon; es ist dunkel draußen, und die Luft ist frisch.« Wir stellten unsere Sessel nebeneinander und blickten hinauf zur Ruine, deren Umrisse noch zu erkennen waren. »Ich gehe hier nie schlafen, ohne noch wenigstens einen Augenblick zum Friedhof zu schauen. Seine Nähe beruhigt mich. Immer wieder träume ich von einem alten Freund, der sich einfach so aus dem Staub gemacht hat, ohne Angabe von Gründen, ohne Abschiedsbrief, ohne irgendwas. Einmal bin ich in den Morgenstunden hinaufspaziert, in der Hoffnung, auf dem Weg Antwort auf die Frage zu erhalten, was passiert sei und wo er sich nun aufhalte, und tatsächlich erhielt ich eine, nicht ganz die insgeheim erwünschte, aber verglichen mit den Antworten, die nie gekommen sind, oder mit solchen, die wie ein Schlag ins Gesicht waren, eine Antwort von milder Schroffheit; sie forderte mich dazu auf, aufzuhören, nach etwas zu verlangen, was mir nicht gegeben werden kann. Insgeheim fügte sie vielleicht ein *noch* hinzu, ein *noch nicht gegeben*. Das ist alles, was mir dazu einfällt.« – Olenka teilte den letzten Tropfen Rotwein auf, bevor sie aufstand und sagte: »Und uns genügt das auch. Wenigstens jetzt.«

1. MAI

Am Mittag klärte sich der Himmel so sehr auf, dass ich sogleich beschloss, mit dem Zug in die Stadt mit den zwanzigtausend Einwohnern zu fahren, und von dort aus eine Radtour die Weinberge entlang zu machen. Als ich aus dem Zugfenster blickte, entdeckte ich den Graureiher wieder; er rührte sich nicht, und wider besseres Wissen zweifelte ich an seiner Lebendigkeit. Auch zwei bis drei Kühe erspähte ich, die langsam ihre schweren Köpfe ins Wasser tauchten, und eine Gruppe von Motorradfahrern, die, konzentriert den Blick auf ihre Motorräder gerichtet, auf Steinen saßen und aßen. Kaum dass ich mich an die Frau erinnerte, die mir damals von dem großen Glück ihrer Homöopathin erzählt hatte, stieg sie ein, setzte sich mir schräg gegenüber, nahm ein Buch aus der Tasche und begann zu lesen, wobei sie sich nach ein paar Minuten entschieden unterbrach und mir zurief, wie schön es sei, mich wiederzusehen. Ich antwortete, dass ich mich auch sehr freue, zumal ich damals vergessen hätte, sie nach dem Namen ihrer Homöopathin zu fragen, für alle Fälle. Ob mir denn etwas fehle? »Sie machen doch einen recht frischen Eindruck auf mich!« – »Manchmal flattern meine Nerven etwas, vor allem in der Herzgegend.« Sie erklärte mir, dass es sich dabei vermutlich um einen Mangel an Magnesium handle und mir die Homöopathin darüber hinaus sicher hochpotenzierte Muttermilch verschreiben und ich gar nicht anders können werde, als darüber zu staunen, wie schnell es wirke. »Und jetzt – wohin sind Sie unterwegs?« Ich gab ihr Auskunft über mein Vorhaben. »Ach, nein! Das können Sie immer noch machen; kommen Sie mit mir in die Hauptstadt und ins Theater; ich habe eine zweite Karte, die ich Ihnen gern schenke; meine Freundin ist unerwarteterweise erkrankt.« – »Was steht denn auf dem Programm?« – »*Endspiel*, von Samuel Beckett.« – »Oh.« – »Glauben Sie nicht, dass es ein erquicklicher Abend wird?« – »Doch, ich glaube, wir werden lachen müssen.« – »Haben Sie das Stück denn schon einmal gesehen? Erinnern Sie sich noch daran, worum es geht?« – »Dunkel, ja. Mein Name ist übrigens Martha.« – »Meiner Philomena. Wie schön, Martha, dass Sie meiner Einladung folgen!« – »Ja, sehr schön. Danke.« Philomena wandte sich wieder ihrem Buch zu, und ich sah zum Fenster hinaus und fühlte mich, so überrascht von einem ganz unerwarteten Ereignis, wie eine Figur aus einem Buch aus einem früheren Jahrhundert. Einfach so von jemand Unbekanntem ins Theater eingeladen zu werden und noch nicht einen einzigen Hintergedanken dabei zu wittern – wenn ein derart unerwartetes Ereignis nicht überraschend ist! Man wird es beinah für eine Erfindung halten.

In der Hauptstadt angekommen, schlenderten wir in einen Park, in dem verschiedene Arten von Rosen zart zu blühen begonnen hatten und Menschen von hier nach da schlenderten, als wären alle Arten übler Nachrichten und ihre vielfältigen Auswirkungen von Philomena hinweggefegt worden. Kinder warfen Bälle hin und her, und alte Männer saßen auf Tischen mit eingraviertem Mensch-ärgere-dich-nicht-Spielfeld und lachten, wenn sie den Kegel des anderen umwarfen. Junge Akrobaten fielen von den Seilen, die sie zwischen zwei Bäumen gespannt hatten, und ein Mädchen hielt sich auf dem rechten Bein gerade, während es das linke anzog, sodass der Fuß des linken die Innenseite des rechten Oberschenkels berührte. Eine Gruppe junger Frauen und Männer saß in einer Runde auf Klappsesseln und strickte so begeistert, dass mich ein Anflug von Neid streifte, der dem, der mich angesichts von Sokrates' geduldigen und interessierten Freunden erfasst hatte, fast um gar nichts nachstand. Aber wie sollte er, mit einer Unbekannten an meiner Seite, die wie ich mit nichts als Dasein befasst war, Bestand haben? Er verflog noch siebenmal schneller als die Zeit an diesem Nachmittag.

Als wir im Theater saßen, streckte ich meine Beine von mir, sah mich um und wehrte mich nicht gegen die Freude darüber, wieder einmal einen Raum und die gleiche Luft mit so vielen Menschen zu teilen. Auch ein gewisses Gefühl von Aufregung beschlich mich. Einfach so! Philomena sprach kein Wort mehr und nahm auch von dem Programm, das sie eben gekauft hatte, keinerlei Notiz; sie ließ es sogleich in ihrer Tasche verschwinden. Eine Weile, nachdem das Stück begonnen hatte, bemerkte ich allerdings, dass ihre Augen immer wieder zufielen. Und ihre Augen waren nicht die einzigen, die zufielen; nein, ebenso schlossen sich die ihres linken Nachbarn und die meines rechten Nachbarn, und überhaupt schien es, als würde sich ringsum ein beinah so friedliches Schnarchen ausbreiten wie vor ein paar Tagen im Kino. Was war denn nur los? Spielten die Schauspieler denn schlecht? War das Stück denn so langweilig? Sind wir denn durch gar nichts mehr wach zu halten? Fast fühlte ich mich wie ein unverschämter Störenfried, als ich hell auflachte, da, wo Nell sagt: »Ich werde dich verlassen.« Und Nagg darauf antwortet: »Kannst du mich vorher noch kratzen?« Schon wie sie ihre Köpfe aus den Mülleimern hielten und dann so ordentlich ihre kurzen Sätze hin und her gehen ließen, reizte mich. Immer, wenn Hamm Clov hin- und herjagte und ihm mit Fragen zu Leibe rückte, auf die es doch keine Antwort gibt, wollte ich am liebsten auf die Bühne laufen und ihm den Mund zukleben, sogar wenn dies am Ende auf nichts anderes als meine Kapitulation hinauslaufen würde, ja auf nichts anderes als *Ach, dieser verrückte, unglückliche Hamm, er kann nicht anders, als zu quälen* zu denken, und *Ach, dieser verrückte, unglückliche Clov, er kann nicht anders, als sich quälen zu lassen*, und *Ach, diese verrückte, unglückliche Nell, sie kann nicht anders, als zu darben und zu sterben*, und *Ach, dieser verrückte, unglückliche Nagg kann nicht anders, als ein paar aufmüpfige Fragen wiederholt vorzutragen*. Ja, alle können nicht anders, alle sind durch ihre eigenen Gedanken, welchen sie den Namen »Natur« geben, dazu verdammt, niemals auch nur ein wenig anders zu können, und daraus wird immerhin etwas, worüber ich sehr, sehr lachen kann. Und so verebbte allmählich auch mein Lachen und wich einer Art solidarischen Dämmerzustands, und der dauerte ein paar Minuten oder eine halbe Stunde und endete dann doch abrupt. Es war, als Hamm Clov aufforderte, nachzusehen, ob Nell tot sei. Und Clov humpelt – er kann nicht anders, es fehlt ihm das Gehen – zur Mülltonne, in der Nell das ganze Stück hindurch neben Naggs Mülltonne kauert, und öffnet sie langsam. Da war es auf einmal ganz still im Raum, und in diese beinah vollkommene Stille sagte Clov so unbeteiligt wie nur möglich: »Es hat den Anschein.« Wenn da keine Welle von Traurigkeit durch die Reihen ging, kein vernehmbares Ein- und wieder Ausatmen, dann will ich nicht im Theater gewesen sein! Und sie endete auch nicht, als Clov auf Hamms Befehl noch einen zurückhaltenden Blick in Naggs Mülltonne warf und sagte: »Es hat nicht den Anschein.«

Wir mussten das Taxi nehmen, um noch rechtzeitig den allerletzten Zug zurück zu erwischen. Der Taxifahrer fragte uns, ob er die Musik leiser stellen solle – er hörte gerade (das kann ich auch nicht glauben) Pergolesis *Stabat Mater*, denn, beteuerte er, das tröste ihn, und Trost sei notwendig geworden ... Philomena antwortete, nein, nein, er könne es gern lauter stellen. Und in die noch lauter gewordene Musik hinein kurbelte sie das Fenster herunter und erzählte der Nacht (denn der Fahrer hörte es nicht, und ich war mir nicht sicher, ob sie wirklich mit jemandem sprechen wollte), sie tröste diese Musik auch, und es sei sehr selten geworden, dass man heute irgendwo, gar im Theater, getröstet würde; es sei denn, man gerate in ein Stück, das nicht aus dem letzten Jahrhundert oder der Gegenwart stamme. Ich entgegnete lieber nichts.

3. MAI

Nichts, auch kein Traum.

5. MAI

Noch immer nichts: Olenka hat sieben Absagen erhalten, Katharina fünf.

7. MAI

Um dem Tag gleich zu Beginn eine glückliche Wendung zu geben, verließ ich nach dem Frühstück das Haus, spazierte durch den Ort und setzte mich auf die Stufen, die zum Fluss hinunterführen. Schräg über mir hörte ich ein Fahrrad über die Holzbrücke rollen; und vor mir ruderten zwei Buben in ihrem Boot immer ein Stück gegen den Strom, um dann die Arme von sich zu strecken und sich abwärts treiben zu lassen; gegenüber, auf der anderen Uferseite, hielt ein Kind einen leeren Plastiksack über seinem Kopf und lief dann mit ihm durch den Park, es sah aus, als wollte es so lange laufen, bis aus dem Sack Flügel würden, mit denen es abheben könnte. Da es aber dann doch nie so weit war, wiederholte es den Vorgang mehrere Male, bis es schließlich den Sack im Mülleimer entsorgte und zum Fluss hinunterging, wie jemand, der bereit ist, einen unvergleichlich bedeutsamen Schatz aus ihm zu heben. Das Kind blickte auf die Brückenpfeiler und die Brücke, die sich im Wasser spiegelten, und schien einen Augenblick nicht recht zu wissen, was es mit all dem auf sich hatte, und ob es denn sein könnte, dass hier unten alles wie oben wäre. Auf einmal stand es bis zu den Knien im Wasser und rief den Buben in dem Boot zu, dass sie es mitnehmen sollen. »Wir fahren aber hier nur auf und ab, mehr nicht!« Das Kind wiederholte seine Bitte, und die Buben ließen es einsteigen, und so saß das Kind in ihrer Mitte, während sie aufwärts ruderten, um dann wieder abwärts zu treiben. »Was machen Sie da unten?« Georg stand oben auf der Holzbrücke und blickte herunter zu mir. »Nichts.« – »Denken Sie über etwas nach?« – »Nein, ich schaue nur.« – »Dann komme ich zu Ihnen und setze mich neben Sie.« So saßen wir denn zu zweit da auf den Stufen und schauten den Buben zu, wie sie sich den Weiden entlang aufwärts und abwärts bewegten. »Wenn Sisyphos die Buben in ihrem Boot sehen könnte, würde der Berg, auf den er den Stein rollt, in den Fluss hinein schmelzen.« – »Und Tantalos würde aufhören, nach den Früchten zu greifen, und mit einem Mal zu essen bekommen.« – »Nur Nell würde nicht aus ihrer Mülltonne auferstehen.« – »Wer ist Nell?« – »Nell ist eine Figur in einem Theaterstück, die immer dann, wenn sie ihren Kopf aus der Mülltonne hebt, in der sie lebt, Zwiesprache mit ihrem Mann Nagg führt, wobei sich sogar hin und wieder eine gemeinsame Erinnerung einstellt, die Anlass zum Lachen gibt. Außerdem teilen sie den Zwieback, den ihnen jemand, der ihr Sohn sein könnte, ab und zu gibt, damit sie nicht verhungern. Der Sohn leidet an sehr vielem, und ganz besonders an einer Störung seines Schlafs. Wenn einer in dem Stück anfängt, etwas schön zu finden, zum Beispiel das Meer in der Ferne oder sein Rauschen, das durchs halboffene Fenster dringt, entdecken die andern sicherlich gleich einen Wurm darin, aus lauter Angst, dass es etwas bedeuten könnte. Nichts ist ihnen schrecklicher, als dass etwas etwas bedeutet.« – »Oh. Traurig.« – »Ja. – »Schauen Sie!« – »Wohin?« Ich blickte stromaufwärts; ein leeres Floß trieb den Fluss herunter: »Ein leeres Floß treibt den Fluss herunter.« – »Und darüber hinaus?« – »Darüber hinaus liegen kleine Weidenblätter auf dem Wasser und treiben ebenfalls den Fluss herunter.« – »Und darüber hinaus?« – »Kommen Schwäne dahergeschwommen, sicherlich den Fluss herunter, und schräg über unseren Köpfen rollen Fahrräder über die Brücke.« – »Und darüber hinaus?« – »Sind sicher irgendwo unter den Steinen im Wasser Würfelnattern versteckt.« – »Und darüber hinaus?« – »Ziehe ich jetzt meine Schuhe, meine Hose, mein Hemd und so weiter aus und lasse mich ebenfalls den Strom ein Stück hinuntertreiben.« – »Und?« – »Sie werden es ebenso machen wie ich.« – Und so trieben auch wir den Strom hinunter, und niemand wird daran zweifeln wollen, dass dies klug entschieden war und sich kein Augenblick hätte finden können, der besser geeignet gewesen wäre, zum ersten Mal in diesem Sommer baden zu gehen.

9. MAI

Heute, auf meinem Weg vom Dorf X in das Dorf Y, kam ich an einem kleinen, abgelegenen Haus vorbei, vor dem ein alter Mann auf und ab ging und laut Namen vor sich her sagte, ohne sich durch irgendetwas irritieren zu lassen, auch durch mich nicht, die ich mich, als hätte ich bereits eine stundenlange Wanderung hinter mir, unter den wilden Kirschbaum in der Nähe des Hauses setzte, um etwas Wasser zu trinken und zu rasten. Auf und ab ging er und sagte Susi, Martin, Lisi, Barbara, Steffi, Peppo, Franziska, und auf und ab ging er und sagte Agnes, Ernst, Josef, Albert, Roland, Friedrich, und auf und ab ging er und sagte Peter, Kurt, Maria, Thomas, Anna, Benedikt. Und so ging es weiter und weiter, bis ich es aufgab, die Namen mitzuzählen oder mir gar zu merken. Als er offenbar an ein Ende gekommen war, trat er vor den Holunderbusch vor seinem Haus und hielt kurz inne; dann setzte er sich auf die Bank und schaute still vor sich hin. Ich zauderte nicht lange, trat näher und begann ein Gespräch: »Guten Tag! Ich saß hier, in dieser wunderbaren Gegend, einfach so unter dem Kirschbaum; schade, dass er nicht mehr blüht.« – »Kommen Sie in ein paar Wochen und ernten Sie die Kirschen, ich erlaube es Ihnen im Namen der Gemeinde.« – »Hier ist aber nicht sehr viel Gemeinde. Ich sehe nur Ihr Haus. Und Kirschen vertrage ich nicht, was ich, wo es doch so schöne Früchte sind, sehr bedaure.« – »Dann bin eben ich die Gemeinde. Wenn Sie Kirschen nicht vertragen, können Sie auch Holunderbeeren ernten, die sind nicht weniger hübsch.« – »Ja, und wilde Hagebutten wären auch eine Möglichkeit. Wohnen Sie allein hier?« – »Hin und wieder kommt meine Tochter vorbei und bringt mir Zigaretten und Mineralwasser. Das Rauchen habe ich mir noch nicht abgewöhnt.« – »Das ist sehr fürsorglich von Ihrer Tochter. Zählen Sie jeden Tag so viele Namen auf?« – »Ja, jeden Tag.« – »Und gehen Sie dabei immer hin und her?« – »Ja, meistens.« – »Wie viele insgesamt?« – »Neunundneunzig. Ich zähle jeden Tag neunundneunzig Namen auf.« – »Warum nicht hundert?« – »Ich weiß nicht. Denken Sie selber darüber nach.« – »Was sind das für

Namen?« – »Das sind alles Namen von Menschen, von denen ich glaube, dass sie nichts dagegen einzuwenden haben, wenn einer einmal pro Tag an sie denkt.« – »Haben Sie die Träger dieser Namen alle kennengelernt?« – »Einige von ihnen sehr gut, andere wiederum nur sehr flüchtig; und die wiederum anderen sind vage Bekannte oder Verwandte der einen.« – »Und nie entfällt Ihnen einer?« – »Wenn einer stirbt, lasse ich ihn und füge eine neue Person ein.« – »Wenn sie tot sind, scheiden sie aus, sofort und auf der Stelle?« – »Wenn sie tot sind, brauchen sie mich nicht mehr.« – »Was macht Sie so sicher?« – »Der Holunderbusch vor meinem Haus.« – »Sie halten mich zum Narren.« – »Wenn Sie solche Fragen stellen!« – »Ich habe noch nie einen Menschen getroffen, der jeden Tag in festgelegter Reihenfolge neunundneunzig Namen aufzählt, weshalb ich glaube, ein Recht auf Ihre Geduld mit mir zu haben. Übrigens habe ich auch Menschen kennengelernt, die es sich verbieten würden, dass man an sie denkt, einmal pro Tag. Es könnte ihre Unruhe empfindlich stören.« – »Wenn Sie sich davon beirren lassen!« – »Und wiederum andere gibt es, die täglich anrufen, um, anstatt sich vorzustellen, ein paar Minuten am Telefon zu schweigen. Ich sage das nur, damit Sie wieder welche in Ihre Reihe aufnehmen können, wenn jemand stirbt. Leider kann ich Ihnen in diesem Fall die Namen nicht nennen, aber vielleicht mögen Sie auf Ihren Gängen für all die Unbekannten Schweigen einführen.« – »Angesichts der Tatsache, dass Sie mir fremd sind, nicht wenig verlangt. Übrigens ist nicht davon auszugehen, dass das Aussprechen der Namen oder das Schweigen nützlich ist.« – »Dann werde ich jetzt allmählich wieder aufbrechen; danke, dass Sie sich mit mir unterhalten haben. Darf ich Ihnen zum Abschied trotzdem noch ein paar Namen von Menschen dalassen, die auch nichts dagegen hätten, wenn … Nur für den Fall, dass welche aus Ihrer Liste fallen.« – »Bitte, hier.« – Er hielt mir seine Zigarettenpackung und einen Schreiber entgegen; ich füllte die weißen Stellen mit den Namen Olenka, Katharina, Georg und Josip. »Möchten Sie noch eine Zigarette mit mir rauchen?« Ich erinnerte mich daran, dass ich mir das Rauchen einer Zigarette bis zum Sommer aufheben wollte, sagte mir dann aber, dass der schon fast da sei. Während wir rauchten, hüpfte ein Fasan an uns vorbei, und ich zupfte an die neun Holunderblüten aus meinem Haar; offenbar hatte der Wind gedreht, ohne dass es mir aufgefallen wäre. Beim Abschied bot sich mir endlich wieder einmal die Gelegenheit, meine alte Gewohnheit aufzunehmen und mich vor dem Unbekannten zu verbeugen. Es hat wohl nie einen Menschen weniger verwundert als diesen hier.

14. MAI

Vor vier Tagen haben Olenka und ich vereinbart, einfach so und unter allen Umständen drei Tage lang zu schweigen, auch wenn wir zusammen unseren Frühstückskaffee trinken oder zu Abend essen. Freilich brach Olenka am Tag eins auf, um zu singen, aber den Pfarrer weihte sie in unser Vorhaben ein, damit er sich nicht wundere, wenn sie das »Danke für den Kaffee« durch eine andere Geste ersetzt. Er bedauerte sehr, sich unserm Schweigen nicht anschließen zu können, zumal ihm so sehr danach zumute wäre. Leider sei aber gerade jetzt wieder die Zeit gekommen, wo alle Menschen sich verheirateten, und das ausgerechnet hier, in dieser Kirche, die sich doch wirklich durch gar keine Besonderheit auszeichne! Er wisse wohl, es liege schlicht und einfach an der Umgebung, die eine so wunderbare Kulisse abgebe. Nicht mehr lange, meinte er, und die Heiratswilligen würden von einem Priester erwarten, dass er die Trauung auf einem Floß im Fluss halte, wo gar nichts Störendes das Video durchkreuze, das die Drohne über den Köpfen der versammelten Hochzeitsgemeinde so wunderbar aufnehme. Er hätte schon hier und da Lust verspürt, den Anfragenden die Trauung zu verwehren, aber dürfe er das denn tun, bei dem üblen Ruf, den seinesgleichen in der Welt genießt? Unvorstellbar, wie Olenka es geschafft hat, nichts zu entgegnen …

Wie schwer war es für mich, ihr einen Brief auszuhändigen, von dem ich ahnte, dass er eine Absage enthielt, und in der Nacht nicht an ihre Tür zu klopfen, als ich sie im Schlaf weinen hörte. Ich setzte mich auf, blickte in die Finsternis und war nahe daran, wenigstens der Finsternis eine Frage zu stellen, aber die Finsternis nahm mir meine Frage einfach aus dem Mund und ließ es damit gut sein: Und das wiederholten die Finsternis und ich so lange, bis ich wieder einschlief und nichts mehr hörte und auch keinen Traum behielt.

17. MAI

Ein Brief von Benjamin:

Liebe Marthi, ich komme bald, also fahre eine Zeitlang nicht zu weit weg, damit ich dich nicht suchen muss! Benjamin

19. MAI

Ich habe wieder, wie im letzten Spätsommer, die Hängematte zwischen Kirschbaum und Baumstumpf aufgehängt; zwar wackelt der Baumstumpf schon, aber solange wir noch hier sind, wird er durchhalten und die Hängematte halten. Zu schade, wenn nicht auch Olenka und Katharina in den Genuss kämen, durch die Zweige und Äste ins Blaue zu schauen und angesichts der sich überallhin erstreckenden Weite Vergangenheit und Zukunft zu vergessen! Außerdem habe ich das Schaukelgestell grün gestrichen, die alte Bank neben der Kellertür gelb und einen Holzsessel aus dem Dachboden weiß. Niemand wird behaupten können, dass ich mich durch Untätigkeit hervortue, umso weniger, als ich, in der Hängematte liegend, es nicht verabsäume, Friedrich einen Gruß zu schicken: Aus der Zeit, lieber Friedrich, falle ich nur, um mich tiefer mit ihr zu verbinden, und in die Umgebung schwärme ich aus, um sie stillstehen zu sehen. Was mir entgegenkommt, hat mich gefunden; was ich finde, ist der Suche entschlüpft, und worüber ich schweige, freut sich einer, den ich nicht kenne, im Zweifelsfall der Himmel. Ich lebe. Und mein Vater hat den Ausgang aus dem Spiegelraum gefunden und tanzt allein in der Nähe eines Bahnhofs auf einem Berg und strahlt. Und wo, wenn nicht hier, fahre all das mit mir durch die Landschaft?

Tatsächlich nahm ich das Rad und fuhr in die Richtung des Flusses, die jenseits von Katharinas Probeort liegt; ich fuhr, bis der Weg in eine Wiese auslief, die ihn fast zugewuchert hatte. Ich hatte Lust, einen Blumenstrauß zu pflücken, begnügte mich aber mit etwas Hahnenfuß und drei Margeriten, um die ich ein Taschentuch schlang. Als ich mich wiederum aufs Rad schwang, war mir beinah, als würde der Wind mich tragen, und wohin, wenn nicht zu Katharina? Ich fand sie in der Nähe der Brücke; sie stand auf einer Decke, die sie an allen Enden mit Steinen beschwert hatte, und ging barfuß in festen Schritten auf und ab, stellte sich dann auf die Zehenspitzen und ließ bei jedem Mal Ausatmen einen langanhaltenden, tiefen Laut hören. Sie wiederholte diese Übung mehrmals, ehe sie mir zurief, dass ich ausnahmsweise genau zur rechten Zeit komme, sie habe schon auf mich gewartet. »Wozu?« – »Da, setz dich auf die Decke! Du kannst mir zwar als Souffleuse nicht dienen, wohl aber, indem du mir hilfst, Papierschiffe zu falten.« Sie deutete auf einen Stapel mit einer Menge Text beschrifteten Papiers. »Verrätst du mir auch, wofür du sie brauchst?« – »Kommt vorläufig nicht in Frage.« – »Darf ich wenigstens lesen, was auf dem Papier steht?« – »Nein, das hält uns jetzt zu sehr auf.« So saßen wir auf der Decke und falteten Papierschiffe, nachdem Katharina mir eine ausführliche Anleitung erteilt hatte. »Ich werde bald Besuch von einem alten Freund bekommen, den ich sieben Jahre lang nicht gesehen habe. Unser Kontakt war abgerissen, und vor ein paar Monaten habe ich einen Brief von ihm erhalten.« – »Was werdet ihr miteinander anfangen?« – »Darüber denke ich nicht nach, und wenn ich merke, dass ich doch damit beginne, sage ich ein Gedicht auf, oder ich schließe die Augen und widme meine ganze Aufmerksamkeit den Geräuschen, die um mich sind.« – »Also bei der Ansammlung von Bäumen ringsum höre ich hauptsächlich Vögel. Welche Vogelstimmen kannst du schon unterscheiden?« – »Amsel, Feldlerche, Specht, Türkentaube, Waldtaube, Kuckuck, Kleiber, Sperling, Schwalbe, Uhu, Reiher, Eichelhäher, Buchfink …« – »Gratuliere! Deine Zeit hier wird nicht umsonst gewesen sein!« – »Deine auch nicht. Du faltest immerhin Papierschiffchen.« – »Ja, und überaus zierliche noch dazu; schau, sie sitzen einem wie ein Vogel auf der Hand. Ich sehe sie schon auffliegen.« – »Und deine Worte an die Gemeinde der abwesenden Bekannten und Unbekannten werden lauten: ›Nicht wahr, jetzt, wo Sie mir schon so oft zugehört haben, hier auf der Wiese, in der Nähe der Brücke und der alten Manufaktur, verstehen Sie meine Belange schon viel gründlicher als ich selbst? Sie sind vor ein beschlagenes Fenster getreten und haben mit ihren Fingern etwas Schönes hineingezeichnet und gesehen, wie es dabei klar und transparent wurde. Da ist Ihnen wie von weither und doch schlagartig bewusst geworden, was Ihnen abhandengekommen ist, und worauf Sie glauben, ein Anrecht zu haben? Haben Sie gar schon einen guten Namen, einen schönen Begriff dafür gefunden? Nicht so zögerlich! Wie, Sie fühlten da noch eine kleine Unsicherheit? Wirklich? Dann überreiche ich Ihnen hier zum Dank drei Margeriten und etwas Hahnenfuß!‹«

21. MAI

Da die Tage so schön sind und sich die Streicharbeiten im Garten sehr gut ausnehmen, legte sich Olenka tatsächlich in die Hängematte, als sie am Nachmittag heimkam, neben mich, die ich mich im Liegestuhl über die Tatsache freute, dass keine Post gekommen ist und somit auch keine Absage für Olenka. »Wie lange bin ich schon hier, Martha? Sieben oder acht Wochen oder noch länger?« – »Ich weiß nicht, ich habe aufgehört, die Tage und Wochen zu zählen.« – »Was versprichst du dir davon, die Zeit zu vergessen?« – »Alles.« – »Was alles?« – »Zum Beispiel werde ich im Sommer, wenn es in den Nächten weniger abkühlt, meine Matratze auf den Balkon tragen und unter freiem Himmel schlafen. Außerdem werden wir eines Tages sterben.« – »Ist das eine Antwort auf meine Frage?« – »Es gibt keine Antwort auf deine Frage, wenigstens ich weiß keine, die ich dir nicht schon gegeben hätte.« – »Dann erzähl mir was!« – »Es hat sich aber gestern und vorgestern nichts ereignet, das besonderer Erwähnung wert wäre.« Ich stand auf und gab der Hängematte einen kleinen Stoß, sodass Olenka hin und her schaukelte und ein paar Blätter sich vom Baum lösten, um ihr Gesicht zu bedecken, und dabei überkam mich ein so starkes Verlangen danach, jetzt anderswo zu sein, dass ich nach einer Weile wortlos den Garten verließ und zum Wirt spazierte. Olenka war ohnehin eingeschlafen. Der Wirt stand hinter der Schank und räumte die Gläser aus dem Geschirrspüler in die Regale, während draußen im Gastgarten an einem Tisch zwei Personen saßen und Kaffee tranken. Ich setzte mich an die Bar, bestellte ein Glas Weißwein und fragte den Wirt geradeheraus, ob ihn irgendwann in den letzten Monaten oder Jahren auf irgendeinem Weg eine Geschichte oder einfach nur eine kleine Begebenheit erreicht habe, die ihm das unbestreitbare Gefühl vermittelte, von Bedeutung zu sein. Als Wirt bekäme er doch sicher eine Menge zu hören; immerhin habe er in früheren Jahren ja eine Art Bühnenwirtshaus betrieben. Da muss doch irgendwann irgendwas dabei gewesen sein! Die Sache sei die, dass meine Freundin Olenka von Zeit zu Zeit und aus guten Gründen darauf bestehe, dass ich ihr etwas erzähle, wodurch sie mich in die größte Verlegenheit bringe. Ich selber ließe seit geraumer Zeit alles, was geschieht, wie den Fluss, der durch den Ort geht, an mir vorüberziehen, in der Hoffnung, dass er das, was er nicht auf immer mit sich führen mag, ins Schilf absondere, wo ich es aufsammle. Der Wirt sah mich einen Augenblick lang an, als zweifelte er an meiner Zurechnungsfähigkeit, und schenkte sich dann selber ein Glas Weißwein ein, indem er beteuerte, dass er üblicherweise im Dienst nicht trinke, aber heute und angesichts meines Besuchs gern eine Ausnahme mache. »Keine Ahnung, was Sie von mir wollen, aber Ihre Frage war schön.« Draußen riefen die Gäste, dass sie gerne bezahlen wollten; so ging der Wirt hinaus und nahm die Rechnung für zwei Kaffee und zwei Stück Kuchen entgegen, während ich sitzen blieb und aus dem Glas Wein vor mir eine Mücke fischte. Ein Mann trat ein, blickte sich um und fragte mich, ob ich wüsste, wo der Wirt sei. Ich deutete auf den Gastgarten. »Aha.« Er setzte sich neben mich und stellte sich als einen alten Freund des Wirts vor, der ihn allerdings schon sehr lange nicht mehr zu Gesicht bekommen habe. Da gegenwärtig alles in ihm nach Aufbruch rufe, habe er sich auf sein Rad gesetzt, um hierherzufahren, immerhin eine Reise von mehreren Tagen. Er wolle seinen alten Freund Sebastian besuchen und in der Ruhe dieses Ortes Zwischenstation halten, bevor er weiter in das Mittelgebirge angrenzender Länder rolle, wo er kein einziges Auto anzutreffen wünsche. Ein wenig Geld müsse er noch verdienen bis dahin. »Und darum werde ich hier meine Karten verteilen. Ist doch so, dass immer irgendwer irgendwo seine Karten verteilt, oder? Einmal werde ich die rühmliche Ausnahme bilden, aber – jetzt noch nicht. Leider.« Er hob aus seiner Tasche einen Stapel Karten, auf denen in schlichter Aufmachung eine Sense abgebildet war, neben dem Satz: *Kommen Sie! Zu sich, zu mir, kommen Sie. Lernen Sie, Ihr Gras mit der Sense zu mähen. Das kann nicht schaden. Und kümmern Sie sich um die Toten.* Der Wirt kam zurück und schüttelte den Kopf, woraufhin er und der neue Gast sich umarmten. »Thomas«, sagte der Wirt, und »Sebastian«, sagte Thomas, und ich schwieg und holte mir ein Glas Wasser. »Sebastian, hast du gehört, dass mein Vater gestorben ist?« – »Nein, dann wäre ich doch zur Beerdigung gekommen.« – »Ja, das wäre schön gewesen.« – »Du hast es mich aber nicht wissen lassen.« – »Das verstehe ich auch nicht. Ich scheine es vergessen zu haben, entschuldige. Übrigens ist es ungewiss, ob ich mich bei dieser Gelegenheit endgültig aus dem Kreis meiner Familie ausgeschlossen habe, womöglich ein erträgliches Unglück.« – »Was hast du gemacht?« – »Ich habe nach der Segnung am Grab dem Priester das Mikrofon aus der Hand genommen und der versammelten Trauergemeinde erklärt, dass soeben Verrat an einem Toten begangen würde, der eindringlich darum gebeten hätte, von keinem Priester bestattet zu werden, aus einem Grund, über den der Vater sich für alle Zeit das Recht zu schweigen herausgenommen hat. Leider wollte sich seine Familie, mit der Gott, der Ohnmächtige, gegenwärtig vielleicht nicht minder leidet, daran partout nicht erinnern. Ich meine, der letzte Wille eines Menschen sollte unangetastet bleiben, sofern er niemandem Gewalt antut, und ich meine, einem Priester sollte jederzeit die Übung zugemutet werden, die Verantwortung für die Schuld anderer, auch die seiner Kollegen, auf sich zu nehmen.« – »Das hast du gesagt?« – »Ja, das habe ich gesagt! Und der Priester, der davon nichts wusste, hat sich verbeugt und ist gegangen, und ich habe mir ein Bett neben dem Grab gemacht und die ganze Nacht auf dem Friedhof verbracht; diese eine Nacht brauchte mich mein Vater, frag mich nicht, wieso, es ist einfach so. Hast du übrigens was zu essen für mich?« Ich wollte mein Geld unauffällig auf der Bar liegen lassen und mich davonstehlen, aber Thomas hielt mich zurück und drückte mir einige seiner Karten mit den Worten in die Hand, dass mir nun sicher vollkommen klar geworden sei, weshalb keiner daran zweifeln solle, dass jeder Mensch mit einem andern sprechen könne, ja, und zwar auch ohne zertifizierte Therapieausbildung und kostenlos.

23. MAI

Nichts, nur ein Traum:
Eine Runde von Menschen sitzt um eine große Tafel versammelt, jeder hat vor sich einen kleinen Bildschirm liegen und wischt mit seinem Finger mehrmals darüber. »Es ist unsere Pflicht, die Antwort auf die uns vorliegende Frage zu finden: Die Menschen da draußen warten darauf!« Alle spitzen die Ohren, als ob die Menschen da draußen vor der Tür in Scharen warteten und sich durch Rufe und Schreie bemerkbar machen würden. Es bleibt aber sehr still. »Was ist die uns vorliegende Frage?«, will ein anderer aus der Runde wissen, woraufhin wiederum alle ihre Finger geschwind über ihre Bildschirme streichen lassen, die Frage aber, wie es scheint, nicht finden können. »Die uns vorliegende Frage lautet, wodurch es kommt, wie es kommt und wodurch es wiederum anders kommen könnte.« Es entsteht unter den für die Antwort Verantwortlichen ein großes Durcheinander bezüglich der Gültigkeit der Frage. »Was für eine leere Behauptung ist diese Frage! Niemals kann die Rede davon gewesen sein, dass diese diejenige sei, welche uns vorliegt. Diese Frage interessiert uns ganz im Gegenteil überhaupt nicht, da sitzen wir ja morgen noch hier und übermorgen womöglich auch!« Ein anderer meint, dass er nichts dagegen hätte, wenn dies der Fall wäre, da ihn zuhause niemand erwarte, den anzutreffen unbedingt notwendig wäre. »Diskutieren wir bitte noch lange, lange weiter!« – »Unterlassen Sie alle Anspielungen auf Ihre private Situation; in einer derart ernsten Lage können wir darauf keine Rücksichten nehmen. Es ist im Gegenteil unsere Schuldigkeit, eine die Menge überzeugende Antwort zu finden. Kommen wir also zu unserer Frage zurück. Wie lautet sie nochmal?« – »Unsere Frage lautet, was letztlich unsere Pflicht ist!« – »Von

einer Frage, die mit dem Thema Pflicht zu tun hat, war überhaupt nie die Rede! Sie entbehrt doch jeglicher Aktualität!« – »Warum? Es ist zum Beispiel meine Pflicht, hier mit Ihnen zu sitzen und zu diskutieren, und ich erfülle sie mit beispielhafter Gewissenhaftigkeit, indem ich jetzt frage, wer Protokoll führt. Also wer führt jetzt Protokoll?« Alle blicken auf und um sich und durch die Runde. Da fällt das Los auf einen, der keinen Kopf mehr hat, und alle erklären sich einverstanden. »Schreiben Sie auf, dass es nicht unsere Pflicht ist, über die Frage nach der Pflicht zu diskutieren.« – »Und auch nicht darüber, wodurch es kommt, wie es kommt und wiederum anders kommen könnte. Schreiben Sie auf, dass die uns vorliegende Frage noch aussteht.« Der ohne Kopf schreibt alles auf, scheinbar erleichtert darüber, eine so klare Aufgabe erhalten zu haben. »Die uns vorliegende, wenn auch ausstehende Frage lautet, wodurch der Mensch im Einzelnen und im Allgemeinen glücklich wird und das Leben im Einzelnen und im Besonderen und Allgemeinen als sinnhaft erfährt?« Die diskutierenden Kollegen protestieren lautstark. »Kommen Sie uns doch jetzt nicht mit dem Sinn daher! Erstens sitzen wir dann in einem Jahr noch da und zweitens: Wer von uns würde hier sitzen und sich zuverlässig Gedanken machen, wenn es uns an ihm ermangelte? Protokollant, schreiben Sie auf, dass das unsere Frage ist. Unsere Frage lautet: Würden wir etwa dasitzen, wenn es uns am Sinn ermangelte?« Er blickt in die Runde, und alle nicken und zeigen sich glücklich und zufrieden, dass die Frage nun endlich vorliegt und eine so unmissverständliche, eindeutige Antwort zulässt. »Nein, das würden wir nicht. Protokollant, gehe hinaus und sage der Menge, dass die Antwort auf die Frage NEIN lautet.« Der Protokollant ohne Kopf öffnet die Tür, wo aber weit und breit niemand außer mir sitzt;

er lacht laut auf und sagt: »Ach, du bist es, Martha. Ich soll dir sagen, die Antwort lautet NEIN. Bestelle es den andern!« – »Das kann nicht stimmen, Josip, und du weißt das!« – »Ich tue nur meine Pflicht, Martha, und ich tue sie nicht gern. Geh nachhause.« – »Nein. Ich rühre mich hier nicht von der Stelle, bis du mir erstens eine andere Antwort gibst und dich zweitens von mir verabschiedest.« Josip streckte seine Arme zu den Seiten, und die Tür zum Raum mit der Gemeinde der Diskutanten fiel ins Schloss – ein Schlag, von dem ich erwachte.

26. MAI

Wenn es warm bleibt, werde ich tatsächlich bald mein Nachtlager auf dem Balkon aufschlagen. Was kümmert es mich dann, ob ich schlafe oder nicht oder jäh aus einem Traum erwache? Ich kann die Sterne zählen, und wenn es so wenig wirkt wie Schafe zählen, werde ich mich daran erinnern, wer zum Ausgleich für erlittenes Unrecht als Sternbild an das unendliche Firmament gesetzt wurde, oder aber daran, wie es sich für den biblischen Jakob öffnete, als er auf freiem Feld seinen Kopf auf einen Stein legte. Welchen Sinn sollte diese Handlung denn haben, wenn sie für alle Zeiten ausschließlich Jakob vorbehalten bliebe? Tatsächlich beschloss ich nach dem Frühstück, hinauf zur Aussichtsplattform zu gehen und von dort weiter durch den Wald in das ausgestorbene Dorf zu wandern, wo ich im Winter die Frau getroffen hatte, die auf dem Friedhof das von Schnee bedeckte Grab eines Verstorbenen goss, dem sie nach wie vor so zugeneigt war. Zwar kam mir der Gedanke, dass ausgerechnet heute Benjamin auftauchen könnte, aber was sollte Schlimmeres geschehen, als dass er unterm Kirschbaum in der Hängematte liegt, wenn ich wiederkomme? Als ich auf der Plattform stand und hinunterschaute, sah ich ein paar Gestalten in den Fluss steigen und stromabwärts Richtung Wehr waten. Von hier oben sah es aus, als würden die an ihnen vorbeiziehenden Schwäne ihre Köpfe wenden und sie vorsichtig für solches Tun bedauern. Als ich mich umdrehte, glaubte ich zu hören, wie jemand meinen Namen rief; da ich aber zwischen den Birken und Buchen und Kastanien rund um mich niemanden entdecken konnte, ging ich weiter, festen Glaubens, dass sich der Rufende, falls er wirklich da ist, schon zeigen würde. Da aber niemand aus dem Gebüsch gelaufen kam, gestand ich mir ein, dass mir die Hitze zu Kopf gestiegen war, und ging unbeirrt weiter Richtung Dorf mit Kirche und Friedhof und drei Höfen, die nicht oder nur zu den Ferienzeiten bewohnt wurden. Wie es mir gefiel, einfach so mit den Wolken über mir von hier nach da zu gehen und weiter nichts zu wollen als das! War es nicht schön zu sehen, wie überall das Gras so hoch stand, dass es die Zäune fast überwucherte, und zwischendurch für eine halbe Minute stehen zu bleiben, als wäre ich hier und jetzt nur dazu da, für eine halbe Minute stehen zu bleiben? Das Friedhofstor knarrte, als ich es öffnete, und die alte Frau von damals stand innen vor der Mauer und blickte auf die auf Haken hängenden Gießkannen, als hätte sie vergessen, wozu man sie gebraucht. »Guten Tag! Wissen Sie, wo wir hier sind?« – »Guten Tag! Ja, wir sind auf dem Friedhof, bei den Gräbern von Verstorbenen.« – »Aha, ein Friedhof!«, sagte sie. »Wozu hängen da diese Kannen?« – »Man kann sie mit Wasser befüllen und die Pflanzen auf den Gräbern damit gießen. Soll ich Ihnen helfen?« Ich nahm eine Gießkanne und hielt sie unter den Wasserhahn, während mich die alte Frau mit besorgten Augen beobachtete. »Dürfen wir das denn?«, fragte sie mich, als sie neben mir zu dem Grab ging, das sie im Winter gepflegt hatte.

Ich antwortete, dass es bestimmt niemand verboten habe, woraufhin sie mich fragte, ob ich wüsste, wo wir seien. »Auf einem Friedhof.« – »Aha, ein Friedhof. Was ist ein Friedhof?« Ein Friedhof, antwortete ich, sei ein Ort, zu dem man die Toten bringe. »Alle Toten?« – »Ja, sofern sie nicht ausdrücklich wünschen, woanders in lebendiger Ruhe gelassen zu werden.« – »Und das ist nicht verboten? « – »Nein.« Die alte Frau lachte, und ich goss Wasser auf das ausgetrocknete Gras auf dem Grab. »Es ist nicht verboten«, sagte sie. »Nein«, sagte ich, »sicher nicht«, und mit jeder weiteren Wiederholung unseres Wortwechsels wurde das Gesicht der Fragenden heller und heller und verlor sich der Sinn des Wortes »Verbot«, bis am Ende nichts mehr von ihm übrig war als das O.

28. MAI

Solange Olenka und Katharina noch im Ort wohnen, wird es keinen Grund geben, unsere Zusammenkünfte zum Abendessen zu beenden. Ich denke nicht darüber nach, wie sich all meine Gewohnheiten verändern werden, wenn die beiden vor mir von hier fortgehen. Georg kam auch und trug, als hätten wir dies ein für alle Mal vereinbart, den Papiersessel vom Wohnzimmer in den Garten, um ihn zu dem Gedeck für den unbekannten Gast zu stellen. Der Abend war wolkenlos, nur die Musik, die von irgendwoher zu hören war, erinnerte mich daran, dass sich das Unerwartete jederzeit ereignen kann, vorausgesetzt, wir haben nichts dagegen. Irgendwann sagte Olenka, dass wir kein Lotosblatt mehr hätten, um unsere Gedanken und unsern Austausch zu beflügeln, und dass sie, nachdem sie in puncto Beschäftigung weitere Absagen erhalten habe, nicht mehr recht wisse, worüber zu sprechen sei. Katharina erwiderte, dass sie die Briefe, die die Absagen enthielten, seit ein paar Wochen zum Wirt trage, mit der Bitte, er möge sie an ihrer Stelle öffnen und ihr ausschließlich durch eine Kopfbewegung den Inhalt vermitteln. Anschließend wechselten sie, auch das beinah wie ausgemacht, drei bis vier Sätze über das Wetter. Kürzlich sei ein Freund zu Besuch da gewesen, Thomas sein Name, der hinsichtlich seiner Berufung niemals auch nur einen Anflug von Zweifel fühle und dem es schon lange nichts mehr mache, nur das Allernötigste zum Leben zu besitzen. Im Sommer biete er übrigens Kurse im Mähen mit einer Sense an, falls jemand der hier Anwesenden vielleicht ... Wir blickten um uns: Wie hoch das Gras im Garten schon geworden war! Und niemand da, der eine Sense zu bedienen wusste! Ich warf ein, dass ich Thomas auch kennengelernt hätte, und zwar, nachdem Olenka wieder einmal wollte, dass ich ihr etwas erzähle, wobei mir leider nichts eingefallen war. Olenka hob den Blick. »Da Sie der Älteste in der Runde sind, Georg, erzählen Sie uns etwas!« – »Übrigens etwas Ermutigendes, und ob Sie es selber erlebt haben oder nicht, spielt heute keine Rolle, Hauptsache, es gefällt uns auf irgendeine Art!« – »Also, vor vier Jahren habe ich im Theater einen ganzen Abend gelacht, ununterbrochen, zwei Stunden lang, und am allermeisten bei einer Szene, in der ein Arbeitnehmer einem Arbeitgeber erklärt hat, weshalb es ihm unmöglich sei, weiter hierherzukommen und irgendwelche Arbeit zu verrichten. Erstens habe er Schnupfen, zweitens Migräne, drittens würde er ungerecht bezahlt, viertens sei das Leben eine Qual, fünftens ...!« Katharina unterbrach Georg und erklärte ihm, dass sie das Stück kenne und liebe, jetzt aber nichts weiter daraus hören wolle, da ihre Sehnsucht nach einem Arbeitgeber, dem sie wenigstens die Sinnlosigkeit ihrer Arbeit vorjammern könne, sich dann ins Unerträgliche steigere. Und übrigens, übrigens, übrigens … Georg zögerte einen Moment, nahm dann einen Streifen Papier und schrieb darauf: *Übrigens – nichts. Danke.* Er legte die Worte auf den Teller des unbekannten Gastes. Olenka plädierte dafür, weniger streng zu sein: Wir könnten uns ihretwegen auch etwas erzählen, das nicht vollkommen ermutigend sei. – »Mir ist kürzlich ein alter Mann über den Weg gelaufen, das heißt besser, ich ihm, der täglich neunundneunzig Namen aufzählt, während er vor seinem Haus auf und ab geht. Wenn jemand aus der Reihe der Aufgezählten stirbt, fügt er einen neuen Namen ein, aus sicherem Empfinden dafür, dass die Lebenden seines Andenkens bedürfen, die Toten hingegen nicht; für die Toten gelten andere Gesetze. Wir haben diesen Punkt in unserm Gespräch nicht vertieft; der Mann schien davon auszugehen, dass ich mir darüber selber Klarheit verschaffe. Übrigens habe ich auf seine Zigarettenpackung eure Namen geschrieben, in der Annahme, dass ihr es willkommen heißt, wenn jemand einmal pro Tag an euch denkt. Habt ihr was dagegen?« Georg schüttelte den Kopf, Olenka ebenso, Katharina auch; sie schrieb: *Das Seltene existiert noch: Ein Unbekannter denkt an uns.* Ich ging ins Haus und holte Wein aus dem Keller, um bei meiner Wiederkehr Katharina in der Hängematte liegen zu sehen; Georg gab der Matte sanfte Stöße, sodass Katharina leicht unter den Blättern des Kirschbaums hin und her schwang. Olenka blinzelte, auf dem Liegestuhl liegend, dem weiten, blauen Himmel zu, und ich dachte an den Moment, in dem wir uns am Flussufer, in den Liegestühlen der Kuranstalt kennengelernt hatten, und bei der Vorstellung, dass Olenkas und meine Wege sich trennen könnten, bevor sich eine Wendung ihrer Lebensumstände abzeichnet, wurde ich so unruhig, dass mir nichts anderes einfiel, als Olenka zu bitten, uns ein schlichtes Lied aus ihrer Kindheit beizubringen, das gemeinsam zu singen uns wenn schon nicht ermutigen, so doch vielleicht freuen, sicher aber aus trüben Gedanken reißen würde. Und – was geschah? Glaubt es einer? Georg unterbrach seine Stöße, Katharina stieg von der Hängematte, und Olenka setzte sich hin und schrieb ein paar Zeilen auf, offenbar übertrug sie den Liedtext in für uns lesbare Lautschrift. »Unser Geburtstagslied, das übrigens sehr viel schöner als eures ist, könntet ihr hinkriegen. Passt auf …« Ich bedaure sehr, dass jetzt niemand hören kann, wie schön unser Chor nach etwa anderthalb Stunden das russische Geburtstagslied in die stillen, frühsommerlichen Gassen hinaussang, will aber für möglich halten, dass die Vögel für einen Augenblick zu trällern aufhörten, der blinde Kater seine Blindheit vergaß und Friedrich bei uns war, voller Freude darüber, dass jemand in seinem alten Garten ein Geburtstagslied zum Besten gab, obwohl kein zu Beglückwünschender zugegen war. Übrigens pochte danach niemand mehr auf eine Geschichte, weder auf diese noch auf jene, und das war gut so, denn für heute wollte ich nichts mehr tun, als dem unbekannten Gast einen Zettel mit einer Zeile aus dem Lied vorzulegen: *Was für Augen sie machen, denn sie sehen mich lachen, an einem Tag, der so trübe und kalt.*

30. MAI

Die Wege, die aus dem Ort in den Wald und aus diesem hinaus auf das freie Feld führen, fangen an, immer schmaler zu werden, an den Rändern zugewuchert von mir fremdem Gestrüpp und Gesträuch; nur die Brombeerstauden, die erst in ein paar Wochen Früchte tragen, erkenne ich mit unbestreitbarer Leichtigkeit. Wo ich meinen Fuß auch hinsetzte, raschelte es ringsum in den Blättern, sogar, als ich mich bei den Resten einer Steinmauer auf die Lehne einer Bank setzte, hörte ich alles Mögliche und Unmögliche, vor allem aber hörte ich mein Herz schlagen. Ich hatte entschieden, mich auf meinen mangelhaften Orientierungssinn zu verlassen und ohne Karte den Berg aufzusuchen, dessen weite Lichtung mit allerlei eigens für diesen Ort entworfener Kunst überzogen sein soll, und freute mich wieder einmal darauf, Dinge zu sehen, deren Nutzen in nichts anderem als darin bestand, für einen Augenblick mit mir in Kontakt zu kommen. Ich war lange unterwegs, ohne irgendjemandem zu begegnen, und sehr froh darüber, denn mir war, als begegnete ich, auch wenn ich niemandem begegnete, allezeit jemandem. Wenn ich noch die Steine bedenke, die eine Ruine bilden, und die Schienen, die lange Zeit von unten herauf durch den Wald schimmern … Einmal wäre ich fast auf eine Kröte gestiegen, die unbeschwert über den Weg hüpfte, als gehörte die Gefahr, zertreten zu werden, einer schier in unendliche Fernen gerückten Vergangenheit an. Ich beobachtete sie, wie sie schnurstracks erstarrte, und erstarrte mit ihr, ehe ich den immer noch schmaler werdenden Pfad bergauf stieg. Irgendwann mündete er in einen breiten Weg, der links und rechts von Disteln und einzeln auf dem Boden liegenden Schmetterlingsflügeln gesäumt war, Flügeln, die in dunklen Grüntönen glänzten. Als links ein Pfeil auftauchte, auf dem auch eine Burg eingezeichnet war, verließ ich ohne zu zögern den Weg und folgte ihm in ein Dorf, das Dorf zu nennen vielleicht übertrieben ist, denn es versammelten sich da nur eine Burg, ein Löschteich und vier Häuser, die bestimmt nur in den späten Frühlings- und Sommermonaten bewohnt wurden. Ein Trakt der Burg schien ebenfalls bewohnt zu sein, denn ich sah eine Person aus einem der offenen Fenster schauen, und mag es auch keinen Sinn ergeben, dieser Anblick gefiel mir. Im eingezäunten Teich schwamm eine Wasserschlange, so klein noch, dass das Muster ihrer Haut kaum zu erkennen war, und mit einer Geschmeidigkeit, die mir den vorletzten Vorbehalt gegen alles Kriechtier vertrieb, ja, sie gefiel mir sehr, ebenso wie die Stille, die, da mich doch immerhin Häuser umgaben, deutlicher vernehmbar geworden war als bisher auf meinem Weg. Ich kehrte um und widmete mich wieder den Schmetterlingsflügeln, von denen ich einige aufsammelte, ohne zu wissen, wozu. Der Weg schlängelte sich in Serpentinen den Berg hinauf, und ich ging und ging und blickte nur manchmal auf die moosigen Flächen im Wald, die da und dort kräftiger von der Sonne berührt wurden. Als ich dann auf die Lichtung trat, fiel mein Auge zunächst auf zwei große Glashäuser mit allerlei Gemüse und, in kaum nennenswerter Distanz, auf einen hoch aufragenden Quader, der auf allen vier Seiten mit je einem Satz beschriftet war. Ich las aber nur einen: »Wenn sich eine Frage überhaupt stellen lässt, so lässt sie sich auch beantworten«, und wusste eine Sekunde lang nicht, ob es mich nun ergrimmte oder vergnügte, hier zuallererst auf Sätze eines Philosophen zu stoßen, den zu lesen ich mich niemals aufraffen konnte, obschon er mit solcher Beflissenheit in der Gemeinde der Diskutantinnen und Diskutanten zitiert wurde, freilich immer nur ein wenig. Da gerade jetzt ein Hahn krähte oder auch ohne guten Grund, beschloss ich kurzerhand, über mich zu lachen. Hört es jemand? Ich ging weiter und sah Buchstaben aus Holz zwischen zwei Eichen baumeln: *Wasserskifahren hier verboten*, während auf den Spitzen von Eisenstäben Fotografien saßen, die einen Ausschnitt aus der Landschaft zeigten, in der ich mich eben jetzt fortbewegte. Hohes, zartes Gras rührte sich dazwischen und ringsum. Wiederum weitergehend zog es mich auf einen Waldweg, zu einer Linde, unter der eine große, kreuzförmige Barke aus Holz stand, die schon fast bis zum Rand mit trockenen Blättern gefüllt war. Wie viele Jahrzehnte dauert es, bis sie morsch wird und von ihrer Umgebung nicht mehr zu unterscheiden ist? Oder wird sie allen Wettern standhalten? Alles aus ihr sagte KOMM zu mir: Selten hatte mich ein Ding mit solcher Dringlichkeit zu sich geladen, Georgs Papiersessel ausgenommen. Für heute aber ging ich weiter, streckte meine Arme nach oben und streifte dabei ein Stück Stoff, Hemden aus transparentem Gaze, die, als wären sie auf verborgene Weise mit der Barke verbunden, hoch über ihr im Wind hin und her schwangen. Kinder hätten sie irgendwann tragen können, so klein waren sie. Und wehten dorthin, wo der Weg eine scharfe Kurve bildete und auf eine Reihe von Waffeltüchern deutete, die auf dem Boden lagen und einen schmalen Pfad in den Wald hinein formten. Als ich näher trat, sah ich, dass jeweils fünf bis sechs Kreuze aus den Waffeltüchern ausgeschnitten waren, sodass durch die klaffenden leeren Flächen Gräser und Moos leuchteten, während auf ihnen die Blätter von Birken und Buchen flüchtig zu liegen gekommen waren. Was für ein sonderbarer Kreuzweg aus Tüchern, die man verwendet, um den Boden zu waschen, hier, mitten im Abseits. Ich setzte mich zu einem nahen Baum und trank von dem Wasser, das ich mit mir herumtrug, wobei ein Streifen Sonnenlicht, der durch die Bäume drang, ein Tuch besonders hervorhob, auf dem zwei Kreuze wie leere Augen aussahen, sodass ich erst recht wieder aufstand, um von oben direkt in eins der Augen zu sehen. Und hätte ich nicht von weit einen Hund bellen hören, wäre ich für den Rest des Tages in ihm verloren gegangen. So aber besann ich mich nach einer Weile und suchte nach einem andern Weg in den Ort zurück, wobei ich an Ziegen vorbeikam, die offenbar ihre Freude daran hatten, in ihren Läufen von keinem Zaun und keinem Gatter begrenzt zu werden. Wieder wurde der Weg zuerst sehr eng, dann breit, und ganz im Gegensatz zu dem, auf dem ich gekommen war, bot er mir Aussichten auf weite Hügel und einen Himmel, der von da, wo ich stand, unmöglich anders konnte, als sie zu halten. Aber wovon hätte ich am Abend Olenka berichten sollen, wenn mir nicht eine halbe Stunde später auf einmal in einem Abstand von zehn Metern ein Wildschwein gegenübergestanden wäre, so respekt- und furchteinflößend, wie, seit ich hier bin, noch überhaupt nichts außer den Ereignissen, die ich nicht begriffen habe? Ich beschloss, unauffällig stehen zu bleiben und ebenso unauffällig und langsam in die Richtung zurückzugehen, aus der ich gekommen war, und zwar, ohne mich auch nur ein einziges Mal umzusehen. Ob das Wildschwein mir meine Versöhnlichkeit anmerkte und schnell in den Wald zurückhuschte? Olenka erzählte ich, dass ich mich zum ersten Mal seit langer Zeit vor etwas vollkommen Konkretem gefürchtet habe. Wenn das kein Grund ist, dankbar zu sein!

2. JUNI

In Olenkas Zimmer liegt neben dem Bett ein solcher Berg von Absagen auf Arbeitsanfragen, dass uns die Nahrung für das Feuer, das wir an den Abenden im Garten machen werden, nicht so schnell ausgehen wird. Ich sehe uns schon ringsum sitzen und die Absagen einzeln den Flammen übergeben, während wir das russische Geburtstagslied vor uns hin summen. Dann werden wir aufstehen und sagen, danke, Leben, dass wenigstens du dich nicht beeindrucken lässt, weder von steter Disziplin und Beständigkeit noch von Gesang und Spiel. Du bist nicht gut, du bist nicht böse, du bist einfach. Wirf uns noch mehr aus der Zeit hinaus und in dich hinein! Tatsache ist, dass ich letzte Nacht aufwachte, als ich Olenka im Schlaf kurz aufschreien hörte. Ich schlich in ihr Zimmer, sie saß aufrecht im Bett, das helle Gesicht zur Tür gewandt. »Was ist, Martha?« – »Du hast geschrien, wie jemand, der erschrickt.« – »Das macht nichts, Martha. Ich habe wieder geträumt. Sie sprangen durch das geschlossene Fenster, mitten in der Nacht, während ich schlief.« – »Du hast geträumt, dass du schläfst und die vier Unbekannten, die so gern aus der Menge ihre Köpfe strecken, um dich zu suchen, durch das geschlossene Fenster deines Zimmers hereinspringen?« – »Ja, es war auf einer kleinen Hütte, im Wald, ein mir selbst unbekannter Ort, aber ich fühlte mich sicher und geborgen. Es machte ihnen nicht einmal etwas, sich selbst dabei zu verletzen. Obwohl – es floss kein Tropfen Blut aus ihnen, als sie auf dem Boden aufkamen. Sie hatten wenig Menschliches an sich, ihre Glieder glichen mehr denen von Automaten.« – »Was habt ihr dann gemacht?« – »Gekämpft. Frag mich nicht, wie; ich war allein gegen vier, und bevor es zu Ende ging, bin ich von meinem Schrei aufgewacht. Weißt du was? Sie waren noch nie so offensiv und unmissverständlich wie diesmal.« – »Was, glaubst du, wollten sie?« – »Mich von hier fortholen, in den Zug setzen, in den Flieger setzen, dahin zurückbringen, wo ich herkomme, aber ich kann nicht, ich kann einfach nicht.« – »Sie haben dich in deiner durchlässigsten Lage heimgesucht, Olenka, im Schlaf. Aber noch sind sie nur Schatten. Offenbar hast du sehr geistesgegenwärtig reagiert.« – »Aber ich weiß nicht, mit welchem Erfolg. Ich bin ja früher aufgewacht. Übrigens finden sie immer die Schwachstelle.« –

»Ja, ich weiß, darum erübrigt sich irgendwann die Verteidigung.« – »Wie spät ist es, Martha?« – »Halb fünf. Magst du hinausgehen? Die Sonne geht auf.« Wir zogen uns an, tranken Kaffee und verließen langsam das Haus, um zur Ruine zu spazieren, vorbei an der Christusfigur, die kurz davor ist zu springen, und vorbei am Bahnhof, wo es nicht mehr lange dauern wird, bis eine bis drei Personen ihre müden Augen reiben und in den Zug steigen, und vorbei an dem Fluss, der, solange er Wasser mit sich führt, stets stromabwärts treibt. Was für ein Vogelkonzert uns begleitete. »Es sind nur noch ein paar Wochen Zeit; wenn ich bis dahin keine Arbeit habe oder verheiratet bin, wird mein Asyl nicht verlängert.« – »Ich weiß.« – »Aber was ich tun soll, weißt du auch nicht.« – »Nein.« Angekommen bei der Ruine, setzten wir uns auf die letzte Reihe der Tribünen und sahen auf die Bühne, wo eine gelb gestrichene Tür an der alten, hohen Steinmauer lehnte und einige andere Requisiten herumstanden; offenbar hatten die Proben für das Sommertheater schon begonnen. »Schau, wer da kommt!« Katharina passierte einen der Seiteneingänge und stieg über die Stufen zu uns herauf. »Ich konnte nicht mehr schlafen, hatte einen Albtraum, der sich nach jedem Mal Aufwachen und wieder Einschlafen fortsetzte. Und was hat euch so früh aus dem Bett geholt?« – »Das Gleiche.« Wir schwiegen und blickten abwechselnd auf die leere Bühne und den Himmel, der blasser und blasser wurde. Der Zug fuhr ein, die Schranken schlossen sich und öffneten sich wieder, und auf einer der kleinen Treppen, die zum Fluss führten, tappten zwei Badende, um sich am Ende ins Wasser sinken zu lassen. »Mir träumte, dass ich tagelang, ohne zu trinken, ohne zu essen, ohne überhaupt mich auf irgendetwas anderes zu konzentrieren, durch eine Stadt streife, um den Ort zu erreichen, zu dem man mich geladen hat. Ich sollte tatsächlich wieder einmal vorsprechen, nach fünf Jahren zum ersten Mal. Ich rezitierte die ganze Zeit über auf dem Weg einen langen, schönen Text, hellwach, aber kaum läutete ich an der entsprechenden Tür, teilte man mir mit, dass die Adresse nicht stimme, versteht ihr; jede Ankunft war Irrtum.« – »Bist du tatsächlich zu einem Vorsprechen eingeladen?« – »Ja.« – »Dann trinken wir Sekt zum Frühstück.« – »Und ich gehe heute nicht üben.« – »Aber wozu? Zu einem Vorsprechen eingeladen zu sein heißt nichts.« – »Doch, es heißt, zu einem Vorsprechen eingeladen zu sein; etwas anderes feiern wir nicht.« Olenka streckte sich auf den Sesseln aus und schlief noch einmal ein, wir deckten sie mit unseren Pullovern zu und blieben so lange still sitzen, bis sie wieder erwachte und sagte, Zeit wird es, Sekt zu trinken. Unten im Ort trafen wir auf Georg, der vor seinem leeren Schaufenster stand und es öffnete, um den Satz auszutauschen, der immer noch darin lag: »Meinem früheren Herrn bin ich für nichts verpflichtet, als dass er einem armen, harmlosen Geschöpf, das durch Zufall auf seinem Feld gefunden wurde, nicht den Schädel eingeschlagen hat.« Er händigte mir den Satz widerspruchslos aus, sodass das Schaufenster nun vollkommen leer war, und ich beschloss, den Satz zu Olenkas Absagen zu legen und ihn gemeinsam mit ihnen zu verbrennen. Wir luden Georg ein, mit uns zum Wirt frühstücken zu gehen, zu feiern gäbe es nichts, außer dass Katharina demnächst zu einem Vorsprechen eingeladen wäre und wir uns in aller Früh auf der Ruine neben dem Friedhof getroffen hätten, um uns einen Albtraum zu erzählen. So bestellten wir schließlich bei Sebastian, dem Wirt, eine Flasche Sekt, wobei sich Thomas, der Kursleiter für Mähen, zu uns gesellte, um uns davon zu überzeugen, dass es auf gar keinen Fall schaden könne, mit einer Sense umgehen zu lernen. Es gäbe nur zwei wichtige Dinge im Leben: die Toten zu bestatten und das Gras zu mähen. »Aber wir haben, außer hier und nur für begrenzte Zeit, niemals einen Garten zur Verfügung, und wie Sie wissen, gibt es Rasenmäher, sogar Rasenroboter.« Aber Thomas schob kurzerhand die Stühle und Tische zur Seite und führte uns mit einem Besen alle Bewegungen vor, die es braucht, um mit einer Sense hohes Gras zu mähen. Wir stellten uns neben ihm auf und ahmten seine Bewegungen nach, und dies mit solchem Eifer, dass es für Thomas leicht war, uns zu überreden, die Übungen sogleich in unserem Garten anzuwenden. Glücklicherweise entfielen auf jeden von uns nur etwa sieben Quadratmeter Grasfläche.

3. JUNI

Nichts Erwähnenswertes, außer dass wir Schwielen an den Händen und überall Muskelkater haben.

5. JUNI

Ich weiß nicht, wie es kam, aber ich erwachte erst am Vormittag, zum ersten Mal seit mehreren Monaten, und als ich die Vorhänge zur Seite schob, auf den Balkon trat und in den Garten schaute, wusste ich nicht, ob ich schlafe oder wache. Benjamin saß im Liegestuhl, den Blick auf die langen Wolken gerichtet, die langsam über den Himmel streiften. »Benjamin, bist du das?« – »Nein, nur mein Geist.« – »Dann pflücke eine Kirsche vom Baum.« – »Sie sind noch nicht reif.« – »Egal, pflücke sie und wirf sie zu mir herauf.« – »Du hast aber doch nie Kirschen gemocht.« – »Das spielt keine Rolle.« Benjamin gehorchte und warf sie zu mir herauf. »Du willst ein Zeichen für mein Dasein?« – »Ja, und eitel bin ich auch noch. Ich will mich waschen und anziehen, bevor wir uns Aug in Aug gegenüberstehen. Ich werde den roten Schal von der Vase nehmen.« – »Ich bin viel größer als du, wir können uns nicht Aug in Aug gegenüberstehen.« – »Aber sitzen, wir können uns Aug in Aug gegenübersitzen. Du wirst dann sehen, dass ich über fünfzig bis zweihundert weiße Haare bekommen habe. Solltest du dennoch behaupten, dass ich ganz die Alte bin, wirst du dursten und hungern müssen.« – »Ich werde dir sagen, dass mich das Wachstum deiner Reife nicht hindern wird, dich zu schlagen, wenn wir um die Wette schwimmen.« – »Wir werden hier nirgends um die Wette schwimmen, weil dich vorher die Würfelnattern in den Schenkel beißen und der eingeschleppte nordamerikanische Flusskrebs in die Zehen zwicken wird.« – »Ja, und eine der Elstern hier im Garten wird aus meiner Kaffeetasse trinken, vorausgesetzt, ich bekomme demnächst welchen. Mein Nacken wird allmählich steif, wenn ich die ganze Zeit zu dir hinaufschaue.«

Als wir im Garten frühstückten, zog sich der Himmel zu, und starker Wind kam auf. Wir erzählten uns dies und das, etwa, wie erstaunlich es sei, dass sich das Wetter schon so lange so gut halte und es ganz so aussähe, als würde der Sommer außerordentlich sommerlich werden. Und dann schwiegen wir wieder und aßen langsam unsere Brote. »Was machst du hier immer? Liest du was?« – »Ich mache sehr wenig und lese nur das Geringste von dem, was ich im Haus finde, hauptsächlich einen von Platons Dialogen, der sich um die Frage nach dem Sterben dreht. Sonst tue ich nur, was sich ergibt, denn die einzige Absicht, die ich hatte, als ich hierherfuhr, war, auf jegliche Absicht zu verzichten, außer der, morgens aufzustehen, abends schlafen zu gehen und mich dazwischen dem zu überlassen, was auf mich zukommt – womöglich eine Konsequenz daraus, dass mir jahrelang jeder noch so vage Plan durch unvorhersehbare Ereignisse zertrümmert wurde. Übrigens ist mein Vater gestorben, und immer noch holt mich manchmal das Gefühl ein, dass alles viel zu schnell gegangen ist. Und Josip ist seit langer Zeit weg, weißt du das?« – »Ja, das weiß ich. Ich habe eine Nachricht erhalten.« – »Du hast eine Nachricht erhalten?« – »Vor ein paar Monaten, von Josips Mutter, sie schrieb an alle, deren Namen sie im Adressbuch, das Josip bei sich hatte, fand, mit der Bitte, die andern nicht hier Verzeichneten zu informieren. Wahrscheinlich hat die Nachsendung hierher nicht funktioniert. Sie schreibt, er sei einige Zeit in der Welt herumgereist und habe dann auf dem Weg zu der vor vielen Jahren verlassenen Stadt seiner Herkunft einen Autounfall gehabt, dessen nähere Umstände nicht geklärt sind. Sie schreibt, sie glaube, er sei schon längere Zeit sehr unglücklich und schwer erreichbar gewesen, sie wisse aber nicht, weshalb. Er ist auf dem Friedhof seiner Geburtsstadt begraben.« Wieder kam starker Wind auf, und eine Elster ließ sich auf dem wackeligen Baumstumpf nieder. Ich ging ins Haus und steckte die Fotografie, auf der die alte Runde der Freunde auf die Qualle starrt, zurück in den Rahmen, aus dem ich sie kürzlich genommen hatte, um sie dann vor Benjamin und mich auf den Gartentisch zu stellen. Wir saßen da und blickten so lange darauf, bis wir uns die vom Wind geröteten, nassen Augen rieben. »Komm, fahren wir ein Stück mit dem Zug bis zur Endstation. Seit ich hier bin, bin ich noch nie bis zur Endstation gefahren.« Im Zug waren wir die einzigen Fahrgäste, sodass wir ungehindert die Fenster öffnen und unsere Köpfe hinausstrecken konnten. Die Schwäne zogen flussaufwärts, ein Graureiher bewegte seinen langen Hals, und ein Hund schwamm im Wasser einem Ast nach. Die Endstation gehörte zu einem noch viel kleineren Ort als unserem, allerdings besaß er einen größeren Bahnhof und beschäftigte sogar einen Bahnbeamten. Ich fragte ihn nach einem Wanderweg, der direkt vom Bahnhof wegführe und an einen alten Friedhof grenze, von dem ich irgendwo gehört hätte. Der Bahnbeamte aber wusste weder von einem Wanderweg noch von einem alten Friedhof, weshalb er seinen Kollegen rief, der allerdings ebenfalls noch niemals davon gehört hatte. Es kam ein weiterer Kollege, der zwar schon einmal von dem Weg gehört hatte, aber nicht wusste, wie er verlief. Es blieb uns nichts übrig, als einfach der Nase nach die schmale Straße neben dem Kornfeld entlangzugehen und uns darüber zu freuen, wie stark sich das gelbe Getreide von dem immer dunkler werdenden Himmel abhob. Die schmale Asphaltstraße ging schließlich in einen Kiesweg über und dieser wiederum in einen Feldweg und dieser wiederum in einen Fußpfad im Wald. Ein Zitronenfalter flog uns voran und begleitete uns, bis wir an einer Prozession von etwa zwanzig Menschen vorbeikamen, die, ein Lied singend, durch eine enge Gasse zogen. Über uns verdichteten sich die Wolken immer mehr, wir hörten fernen Donner, und als der erste Regen fiel, setzten wir uns unter das Dach einer Haltestelle, in einem Dorf, durch das wohl nur einmal pro Tag der Bus rollt. Der Regen verstärkte sich so sehr, dass ich kaum noch hörte, was Benjamin sagte: »Ich weiß nicht, ob das hier und dieser Tag wirklich ist. Es kommt mir nicht so vor, zugleich hat es aber auch nichts von einem Traum.« – »Du kannst ja die Hand in den Regen halten.« – »Wenn ich nass werde, werde ich es ebenso wenig wissen.« – »Wahrscheinlich weißt du es schon lange nicht mehr.« – »Vor allem weiß ich nicht, ob es einen Unterschied macht und wozu es wichtig ist.« – »Es macht einen Unterschied, und es ist wichtig und macht zugleich keinen Unterschied und ist nicht wichtig.« – »Was macht dich so sicher?« – »Nichts oder alles, je nachdem.« – »Willst du dich nicht ein bisschen anstrengen, um mich mit einem klar nachvollziehbaren Gedanken zu überzeugen?« – »Nein. Von zu viel Argumentation wird mir seit einiger Zeit schlecht, und aus einem Grund, den ich dir ebenso wenig erläutern kann, vertraue ich darauf, dass meine Übelkeit richtig ist, das heißt, mir die Richtung weist. Übrigens ein vergänglicher Zustand. Wenn du magst, kannst du gern ein paar Wochen bleiben, drei Tage lang musst du nicht einmal Geschirr abwaschen, ab dem vierten Tag aber schon. Ich freue mich so, dass du gekommen bist.« Der Regen fiel und fiel, und wir blieben sitzen und hörten ihm zu, und ich glaube, ich schlief ein paar Minuten lang einfach ein. Benjamin flüsterte vor sich hin, dass er doch immer eine Frohnatur gewesen wäre, zutiefst daran interessiert, den Schwierigkeiten, die sich auftaten, kein allzu großes Gewicht beizumessen, aus Furcht und Respekt vor der heillosen Ausweglosigkeit, die sich einem dann eröffne; er verstehe durchaus nicht, weshalb dieses bisher so erfolgreich angewendete Konzept nicht mehr greife. Ob ich wohl an dieser Stelle im Schlaf aufseufzte? Jedenfalls ließ irgendwann der Regen nach, und im Nu war der Himmel von allen Wolken leer, und der Weg, der vor uns lag, wie gewaschen. Nach einer Weile stummen Dahinschreitens auf der Straße bogen wir wiederum auf einen Feldweg ab, und ein Pfauenauge flatterte um unsere Köpfe herum, nicht, ohne sich zwischendurch auf den Boden zu hocken und tot zu stellen. So ging es eine ganze Weile, und hätte ich mich nicht vor kurzem noch so entschlossene Worte sprechen hören, es hätte mich beinah verwirrt. Vielleicht lag dies aber auch an dem betörenden Duft, den die verschiedenen Getreidesorten verströmten, an denen wir uns entlang bewegten? Immer wieder blieb ich stehen, um seine Intensität auszukosten, während Benjamin sich umdrehte und die Stirn in Falten legte, freilich nur so lange wie das Pfauenauge brauchte, um vom Boden wiederum aufzufliegen. Wenn nicht irgendjemandes Niesen unsern Kopf gewendet hätte, wären wir an dem Friedhof, nach dem ich den Bahnbeamten gefragt hatte, vorbeigegangen, ohne ihn zu bemerken. So aber aber schlüpften wir, da sich das Tor nicht öffnen ließ, zwischen zwei Sträuchern hindurch und fanden uns wieder auf einer von hohen Bäumen begrenzten Fläche, auf der in kleinen Gruppen schlichte Kreuze aus unbearbeitetem Granit standen, ohne Namen, ohne Fotos, ohne Putz. Wir setzten uns auf eine steinerne Bank, und immer, wenn einer von uns kurz davor war, etwas zu sagen, schüttelte der andere sacht den Kopf, und mit der Zeit wurde daraus ein Spiel, über dem unser alter Konflikt seine Aktualität einbüßte und gänzlich darauf verzichtete, durch eine gute Lösung bereinigt zu werden. Wie frei und unbefangen er da durch unsere Geschichte zu segeln begann …

6. JUNI

Nichts, nur ein Traum:
Ich steige auf einem mir unbekannten, sehr engen Weg einen Berg hinauf, vorsichtig, um auf keinen der kleinen Frösche zu treten, die sich auf dem Boden tummeln. Manchmal muss ich meine Arme zu Hilfe nehmen, um das Gestrüpp, das mir ins Gesicht fährt, zur Seite zu schlagen. Mein Ziel ist nah, aber ich kenne es noch nicht, und so gehe und gehe ich, bis ein Pfeil vor mir auftaucht, auf dem in großen Buchstaben *Josip* steht. Widerstandslos folge ich ihm und erkenne, dass der Boden unter meinen Füßen mit den Waffeltüchern bedeckt ist, aus

denen die Kreuze ausgeschnitten sind. Josip, rufe ich, wo bist du? Ich habe dir etwas mitgebracht. Zur Antwort höre ich nur mein Echo. Irgendwann werde ich so müde, dass ich eins der Tücher vom Boden aufhebe und mir zuerst mein Gesicht, dann aber auch Arme, Hals und Beine abreibe, in der Hoffnung, alles, alles an mir würde wieder erwachen. Auf einmal sehe ich Josip auf einem Stein sitzen, die Beine leicht angezogen, den Blick in die Ferne gerichtet. »Martha, was machst du hier?« – »Ich weiß es nicht, ich gehe.« – »Aber weißt du denn überhaupt, wo du bist? Man kann sich verirren hier.« – »Ich bin daran gewöhnt und fühle mich sicher. Übrigens habe ich dich getroffen.« – »Sei dir da nicht zu sicher.« – »Warum? Musst du wieder zu den Diskutanten und Diskutantinnen gehen?« – »Sie haben mich hinausgeworfen, fristlos. Sie brauchen keinen Protokollanten mehr; sie verlassen sich jetzt auf ihr Gedächtnis.« – »Oje. Umso schöner, hier zu sein, heraus aus dem Chaos. Es ist Sommer, Wolken segeln über den Himmel, und du hast wieder Beine und einen Kopf.« – »Chaos ist trotzdem.« – »Kann sein. Ich hab dir etwas mitgebracht, schau.« Ich nehme aus meinem Rucksack einen Stoß Papier und überreiche ihn Josip. »Was ist das?« – »Meine Träume von dir. Ich hab sie abgeschrieben. Du kannst sie verbrennen, wenn dir kalt ist. Und auch wenn dir nicht kalt ist. Da, nimm auch die Zündhölzer.« – »Du bist verrückt, Marthi. Verzeih, dass ich dir das nie gesagt habe.« – »Ich weiß. Ich werde jetzt trotzdem weitergehen. Fällt dir etwas ein, was wir zum Abschied tun könnten, ohne es als maßlos unpassend zu empfinden?« Josip reisst ein Stück von dem Traumpapier ab und schrieb: *Mach's gut, Marthi. Wenn wir uns wiedersehen, essen wir ein belegtes Brot miteinander. Vielleicht.* Ich riss ebenfalls ein Stück von dem Papier ab und schrieb darauf: *Ja, Josip.*

Schön, dass Du nichts dagegen hattest, in meinen Traum zu kommen. Ich brauche jetzt keine Antwort mehr. Mit dem Waffeltuch bedeckte ich meinen Kopf vor der Sonne und ging fort, ohne mich noch einmal umzudrehen.

8. JUNI

Katharinas Vorsprechen hat ergeben, dass sie eine kleine Rolle in einem schlechten Stück übernehmen kann. Sie darf darin in exzessiver Gebärde und unter Einsatz aller körperlichen Kräfte einen einzigen Satz wiederholen, der lautet: Mir geht es schlecht, mir geht es wirklich schlecht. Sie darf ihn ungefähr fünfzigmal wiederholen, begleitet von den immergleichen Bewegungen. Der Regisseur erklärte ihr, es sei ein sehr politisches Stück, es handle davon, dass es den Menschen schlecht geht. Katharina antwortete, sie glaube verstanden zu haben, und sie habe Erfahrung damit. Der Regisseur antwortete, dass es ja auf Erfahrung im Allgemeinen längst nicht mehr ankomme, auf die Theorie dahinter komme es an, diese müsse sie vornehmlich verstanden haben: Menschen seien Maschinen geworden, und darum müsse sie auch wie eine Maschine sprechen. Ende der Durchsage. Als Katharina uns davon erzählte, sprang sie durch den Garten und rief: »Ich eröffne meine Rückkehr in den Beruf einer Schauspielerin mit den Worten ›Mir geht es schlecht!‹« Georg, Thomas, Sebastian, Benjamin, Olenka und ich hüpften daraufhin hinter ihr her durch den Garten und riefen, mir geht es schlecht, mir geht es so schlecht, paaaah, geht es mir schlecht. Ich glaube, unser Hüpfen und Jaulen verfehlte seine Wirkung nicht, denn die Nachbarin und ihr Sohn blieben auf dem Weg zum Bahnhof kurz stehen und schauten durch das offene Gartentor zu uns. Wir luden sie ein, zu uns zu kommen und ebenso wie wir

»mir geht es so schlecht« auszurufen, sie aber winkten ab mit den Worten, das treffe auf sie nicht zu, bei ihnen laufe alles bestens. Das tue nichts zur Sache, erwiderten wir, es sei einfach nur der vorgeschriebene Text in einem schlechten Stück mit den allerhöchsten politischen Ansprüchen. Aber uns komme es auf das Stück nicht mehr an, Hauptsache, Katharina hat wieder richtige Arbeit und einen Arbeitgeber! Ich brauche nicht zu erwähnen, dass die Nachbarin und ihr Sohn längst beim Bahnhof angelangt waren, die Vögel aber unsere Antworten vernahmen und sie zu den Vögeln aus den Nachbardörfern trugen. Katharina setzte sich auf den Boden und teilte uns mit, dass ihre Zeit hier nicht zu Ende gehen dürfe und sie nicht zurückfahren könne, ohne uns auf der Bühne des Wirts ihr eigenes Stück zu zeigen. Sie drückte uns einen Stapel Einladungen in die Hand. Wenn wir noch jemanden wüssten, der vielleicht kommen würde wollen, nur zu! Ein solches Publikum würde nicht so schnell wieder auftauchen in ihrem Leben. Da stimmten wir zu.

11. JUNI

Da Benjamin noch im Wohnzimmer schlief, verließ ich allein das Haus und spazierte durch den Ort zum Ufer, um nachzusehen, ob sich unter der schwingenden Holzbrücke, auf den Stufen zum Fluss etwas Nennenswertes verändert hat: Der Hahnenfuß im Fluss ist gewachsen, sodass es aussieht, als läge auf der Wasseroberfläche eine grüne Matte und genösse, mitten im Strom, ihre Unbeweglichkeit. Zu bestimmten Zeiten kommen zwei bis drei Menschen, entledigen sich auf den Stufen ihrer Kleider, waten dreißig Meter flussaufwärts und geben sich dann, die Köpfe aus dem Wasser haltend, ganz der Strömung hin. Die Rekonvaleszenten telefonieren mit ihren

Angehörigen, um ihnen mitzuteilen, dass die Ruhe wohltue, sich dieselbe allerdings bei der Vorstellung, in das gewohnte Leben zurückzukehren, schnellstens verflüchtige. Was für eine Ruhe soll das sein, auf die überhaupt kein Verlass ist, fragen sie, bevor sie das Telefonat beenden. Derart in die Sehnsucht nach etwas anderem vertieft, vergessen sie die leibhaftige Gegenwart hier und jetzt neben ihnen Verweilender vollständig. Wie ich mich freute, von Georg gerufen zu werden, als er über die Brücke Richtung Dorf ging: »Was machen Sie da? Wollen Sie Fische fangen?« – »Ich habe noch keinen einzigen gesehen, nur zwei Würfelnattern und drei Enten.« – »Dann gehen Sie ein Stück mit mir.« Wir folgten dem Flusslauf Richtung leere Manufaktur, und an einer mir bisher niemals aufgefallenen Stelle hielten wir inne, schauten ins Wasser und entdeckten Schwärme kleiner Fische über den sandigen, mit Pflanzen bewachsenen Boden segeln. Ich zog meine Schuhe aus und rollte meine Hose hinauf, aus keinem andern Grund, als mich ins Wasser zu stellen und den Fischen näher zu kommen, die an mir vorbeiwedelten. Es beeindruckte sie so gar nicht! Georg machte es ebenso und erzählte mir, dass er früher wirklich Fische gefangen habe, er aber jetzt keine Lust mehr dazu verspüre: Ohne Mitgliedschaft in einem Verein sei es praktisch nicht mehr machbar, er aber besitze leider, wie ich mir denken könne, zu wenig Talent für gleich welches Vereinswesen. Als Kind, antwortete ich, hätte ich einmal mit meinem Vater einen Nachmittag an einem Fluss verbracht, um zu fischen. Wir hatten keinen Erfolg, aber es war schön und eine Rarität, den ganzen Nachmittag nebeneinander zu sitzen und so selbstverständlich im Grünen eine Jause zu verzehren. Mein Vater hat Käse, Schinken und Brot in sehr feine, zarte Stücke geschnitten und mir erzählt, dass er sich als Kind bei seinen Streifzügen durch den Wald gern vorgestellt habe, wie Parasole zur Größe von Sonnenschirmen aufwachsen, unter denen ein jeder Mensch zu gegebener Zeit rasten kann. Ein paar Tage vor seinem Tod nahm ihm die Pflegerin aus Angst davor, dass er sich beim Aufrichten verletzen könnte, das Trapez über seinem Bett weg. Als ich ihn besuchte, sagte er mir, sein Schirm sei ihm abhandengekommen, und er begreife den Sinn davon nicht. Ich auch nicht, gab ich zur Antwort und hängte das Trapez wieder an seinen Platz über dem Bett, wo es von da an auch blieb.

Je weiter Georg und ich mit den Schuhen in unseren Händen flussabwärts wateten, desto öfter schien es mir, als würden die Fische im Wasser, wie auf geheime Vereinbarung, stehen bleiben, um sich kurz darauf, wiederum wie auf geheime Vereinbarung, in gefügiger Schnelligkeit fortzustehlen. Ein wunderbares Schauspiel! Ein Eisvogel stürzte ins Wasser und fischte etwas heraus, das ich nicht erkennen konnte, und ich bemerkte, dass mein Misstrauen gegen seine schillernde Schönheit der Freude darüber, ihn hier wieder anzutreffen, gewichen war. Da hörte ich auf einmal Benjamin unsere Namen rufen; er stellte sein Rad ab und fragte uns, was wir hier tun. »Wir steigen im Wasser herum und schauen den Fischen zu, wie sie, in stetem Wechsel, stehen bleiben und weiterschwimmen. Komm zu uns!« So wateten wir zu dritt durch den Fluss, ganz einverstanden damit, dass die Wolken über uns fast ebenso unberührt dahinglitten wie hier unten, um uns herum, die Fische. »Mir träumte kürzlich«, sagte Benjamin, »ich sitze am Abend am Ufer eines Sees und bekomme beinah einen Herzstillstand, weil ein Fisch aus dem Wasser springt, neben mir sitzen bleibt und dabei immer größer und größer wird; er wird mich verschlingen, dachte ich, rührte mich aber nicht von der Stelle, als würde ich mich im Ernstfall stillschweigend fügen.« – »In Katharinas Tagtraum sprang ebenfalls vor ein paar Monaten ein Fisch aus dem Wasser in ein Boot, als könnte er nicht länger warten, sein angestammtes Element zu verlassen.« Georg meinte, dass er nicht wisse, wovon wir sprächen, aber all das vielleicht doch ein Anlass wäre, einen Fisch zu fangen und zu essen, er bekomme ohnehin allmählich Hunger, sein Frühstück wäre recht bescheiden gewesen. Da wir keine Angel hatten, ließen wir es sein und gingen zurück in den Ort, wobei wir aus der Ferne leise Katharinas Stimme hörten; sie übte wohl an ihrem Platz unter der Brücke, wo sogar ich sie diesmal ungestört ihrer Arbeit überließ. Als wir in Georgs Küche saßen und ein paar Brote strichen, sagte ich, dass ich in Sorge um Olenka wäre, die auf nicht eine einzige Anfrage eine Zusage erhalten habe und unter dieser Voraussetzung nicht mehr allzu lange hierbleiben könne. Was tun? Es werde schon noch etwas geschehen, wenn er auch nicht wisse, was, meinte Georg, und Benjamin pflichtete ihm bei. Ich hatte Lust, auf den Tisch zu hauen, erinnerte mich aber daran, dass solches Verhalten einem Gast nicht zusteht, und begnügte mich damit, finster in die Runde zu blicken, woraufhin Georg nur wiederholte, was er schon gesagt hatte, dass nämlich sicher noch etwas geschehen würde, wenn er auch nicht wüsste, was.

13. JUNI

Zum Dank für seinen Urlaub in Friedrichs Haus lud Benjamin mich zu einem Ausflug in die Stadt mit den zwanzigtausend Einwohnern ein – es wäre, meinte er, ein wunderbarer Tag, um auf einem Schiff den Strom entlangzufahren. Ja! Während der Fahrt geschah nichts, außer dass der Zug, ganz gegen seine Gewohnheit, an einer Haltestelle stehen blieb, wo weder jemand aus- noch einstieg, nicht einmal Philomena, und die wenigen Fahrgäste wie wir gedankenverloren zum Fenster hinausschauten. Kühe standen im Wasser, und irgendwo baumelten an einer Schnur bunte Fähnchen im Wind. »Du siehst aus, als hättest du sehr gut geschlafen; willst du gar nicht mehr fort von hier, Martha?« – »Ich werde nicht anders können.« – »Wohin?« – »Zurück, wohin sonst? Von vorigem August bis Februar habe ich mit kaum jemandem gesprochen und meinen Alltag auf die allernotwendigsten Handlungen reduziert. Du hast früher ein Jahr lang Listen geführt über die Dinge, die dein Leben ausmachen. Erinnerst du dich?« – »Ich wollte festhalten, wie oft ich mit den Kindern im Park war, im Kino, was ich wann gelesen habe und wie oft ich X oder Y getroffen oder Tischtennis gespielt habe. Du hast selten verabsäumt, mich danach zu fragen, ob es um meine Buchhaltung zum Besten steht.« – »Ich soll mich lustig gemacht haben? Als ich hierherkam, hätte ich fast auch damit begonnen, nur, um zu verhindern, dass der Faden zwischen mir und einem Leben, das aus verlässlichen Gewohnheiten besteht, abreißt. Aber ich konnte es nicht und ließ es dann doch darauf ankommen; allerdings habe ich mir die Handvoll Handlungen zugeflüstert, die mich zusammenhalten sollen: aufstehen, waschen, frühstücken, haushalten, hinausgehen, in der Hängematte liegen, nichts, nichts, nichts …« – »Ich habe das Heft mit den Listen vor kurzem zum Altpapier gebracht, nicht ohne eine der Seiten mit den Spalten und Strichen zur Erinnerung aufzubewahren. Immerhin kann ich dir sagen, dass wir vor dreizehn Jahren vierzehn Mal miteinander spazieren gegangen sind und dreizehn Mal mit der alten Runde der Freunde freitagabends im Kaffeehaus saßen.« – »Bestimmt haben wir ein

›köstlich belegtes Brot‹ gegessen; so schlichte Speise kriegst du selten wo.« Der Zug fuhr ein in der Endstation, und wir spazierten zum Hafen, um eines der Schiffe stromaufwärts zu nehmen. Der Wind ging auf Deck eine Zeitlang so stark, dass wir uns nicht mehr verständigen konnten, ohne zu schreien; also sprachen wir nichts und blickten auf die Weinberge und Kirchtürme, die an uns vorbeizogen. Unter den andern Gästen entdeckte ich die zwei Reisenden, die im Frühjahr vor Georgs beinahe leerer Auslage gestanden waren und in unserm Ort keine ihren Wünschen entsprechende Kost gefunden hatten. Jetzt hielten sie ihre Köpfe über einen Kunstführer und lasen sich daraus vor; ich hörte vor allem einzelne Namen, die sie ausriefen; es schien ihnen Vergnügen zu bereiten, etwas so Greifbares, so Nahes, so Unzweifelhaftes herzusagen. »Eines Tages«, rief Benjamin, »werde ich einen Brief von dir erhalten, in dem du mir mitteilst, dass du dich für eine Weile in eine Hütte im Wald zurückgezogen hast, um die Gräser zu studieren.« – »Ich verstehe nichts; was hast du gesagt?« – »Eines Tages werde ich einen Brief von dir erhalten, in dem du schreibst, dass du von jetzt an im Wald lebst, allein; wer mag, kann zu Besuch kommen.« – »Sag es nochmal!« – »Eines Tages werde ich einen Brief von dir erhalten, in dem du schreibst, dass nichts als Bäume um dich sind und das Rauschen ihrer Blätter dir Gespräch genug ist.« – »Wie bitte? Wiederhole es!« – »Eines Tages werde ich einen Brief von dir erhalten, in dem du schreibst, dass überall, wohin du schaust, lauter Grün ist und dich das viele Grün derart überwältigt, dass du lieber in eine Höhle umziehst. Ich werde dich vermissen.« – »Ganz und gar ausgeschlossen! Ich habe doch meine Wohnung nur untervermietet, solange ich hier bin. Außerdem fürchte ich mich vor Wildschweinen. Ohne einen Laden, ein Postamt und einen Wirt in der Nähe – was wäre da mit mir? Übrigens denke ich darüber gegenwärtig nicht nach und spreche dich hiermit frei von jeder überflüssigen Sorge um meine Zukunft.« Wir verließen das Schiff an einem Ort, an dem sonst niemand ausstieg, weil alle dahin fuhren, wo sich größere Menschenmengen durch die Gassen drängten. Uns war es angenehm, auf beinah leeren Wegen in der Sonne zu schlendern, und nur hier und da auf jemanden zu treffen, der vor seiner Tür Blätter auf die Schaufel kehrte. Wir stiegen einen Hügel zu einer kleinen Kapelle hinauf, die von einer Wiese umgeben war, an deren Rändern sich schöne Disteln im Wind beugten. Auf der alten Steinmauer ringsum stieg ein Mann auf und ab, der, gänzlich einer für uns nicht zugänglichen Welt zugewandt, immer die gleichen Sätze wiederholte: »Im Augenblick sind alle Leitungen besetzt, bitte haben Sie noch etwas Geduld und legen Sie nicht auf. Die Reihung der Rufe erfolgt automatisch, die nächste freie Leitung ist für Sie reserviert. Im Augenblick sind alle Leitungen besetzt, bitte haben Sie noch etwas Geduld und legen Sie nicht auf. Die Reihung der Rufe erfolgt automatisch, die nächste freie Leitung ist für Sie reserviert. Im Augenblick sind alle Leitungen besetzt, bitte haben Sie noch etwas Geduld und legen Sie nicht auf. Die Reihung der Rufe erfolgt automatisch, die nächste freie Leitung ist für Sie reserviert.« Wir fragten ihn, ob alles in Ordnung sei, er antwortete, nein, denn im Augenblick seien alle Leitungen besetzt. Hier – wir könnten uns selbst überzeugen: Er hielt uns ein altes Telefon mit Wählscheibe entgegen. »Ja«, sagten wir, »es ist lästig, immer wieder nicht durchzukommen.« Zum Abschied winkten wir ihm zu. Die Kapelle war offen und sehr karg eingerichtet; nur vier Bänke standen da, und vorne im Altarraum, wo der Altar fehlte – hier wird wohl gerade umgestaltet –, hing nur ein noch sehr jung scheinendes Gemälde des toten Jesus am Kreuz, auf dem das Blut, das sich in roten Fäden über den mit leichtem Stoff umhüllten Leib zog, ebenso weit über den Bildrand hinauszureichen schien wie die geöffneten Arme. Wir setzten uns in die dritte Reihe und unterließen es, uns über die Bedeutung dieser Handlung zu verständigen. Vielleicht dachte Benjamin wie ich an Josip; wer kann es wissen? Als wir uns etwas später im Ort den einzig geöffneten Gastgarten suchten, hörten wir den Mann mit dem alten Telefon immer noch irgendwo aufsagen, dass im Augenblick alle Leitungen besetzt seien, und einen Gast, der keinen grundsätzlichen Einwand gegen diese einsame Prozession hatte, seinem Freund mitteilen, dass Warten in der Tat eine Kunst sei, welche zu erlernen ihm das Leben vermutlich nicht nur dank seiner Sekretärin erspart hätte. Er hätte einfach Glück gehabt, großes Glück! Ob es angesichts solcher Entschiedenheit Frevel war, ihm ein noch größeres zu wünschen? Wir konnten nicht anders.

16. JUNI

Olenka saß neben mir, als ich erwachte, mit einem Brief in der Hand. »Du hast verschlafen, Martha. Es ist Vormittag.« – »Weshalb bist du dann noch hier?« – »Ich werde heute zuhause bleiben und noch einmal an meiner Bewerbungsmappe feilen. Da ist Post für dich.« Da mir niemand einfiel, auf dessen Antwort ich noch wartete, und sich mir längst alles Vergangene wie der Hyazinthenstaub in Josips Buch im Irgendwo sammelte, hatte ich keine Vorstellung davon, wer mir hierher schreiben sollte; es stand auch kein Absender auf dem Kuvert, und als ich es öffnete, zog ich tatsächlich nichts weiter als ein leeres Blatt Papier heraus, und eine Karte, auf der in Druckbuchstaben Folgendes zu lesen war:

Liebe Martha!
Wie leicht, herauszufinden, wo Sie leben. Glauben Sie denn, heute, in unserer Zeit, bleibt noch irgendwas im Verborgenen? Jeder kann jeden auf Schritt und Tritt kontrollieren und verfolgen, wenn er nur genügend Kenntnis darüber besitzt, wie er dabei vorzugehen hat. Alles, was ich über Sie wissen will, weiß ich. Das halbe Jahr ist längst um, und wir haben uns immer noch nicht getroffen. Schreiben Sie bitte alles auf, von dem Sie denken, dass es für mich wichtig wäre, es zu wissen; schreiben Sie es auf das leere Blatt da. Ich kenne Sie so gut wie mich selbst, wo immer Sie auch sind, wer weiß, vielleicht noch besser. Wäre ich nicht durch die Umstände meines Aufwachsens zu einem Leben angehalten worden, das sich ganz nach vernünftigen, nachvollziehbaren Prinzipien gestaltet, würde ich Ihnen sagen, wir haben uns in einem früheren Leben um ein Haar verpasst. Oder aber, wir waren in unglücklicher Beziehung aneinandergefesselt. Ich könnte durch tragische Umstände dazu genötigt worden sein, Sklaven und Sklavinnen zu halten, und Sie könnten mir die liebste von allen gewesen sein, und hätten Sie es nicht gewagt zu fliehen, bevor ich Sie und mich selbst aus diesem Zustand befreie, würde sich daran bis zum heutigen Tag nichts verändert haben. Wäre das nicht eine plausible Deutung unserer Verstrickung? Anders gesagt: Sie fehlen mir, ja, das wenige, das ich durch Ihre Stimme, Ihr Schweigen empfangen habe, war mir mehr als das meiste andere. Anders gesagt: Verzeihen Sie mir. Verzeihen Sie mir. Es muss Ihnen unerträglich geworden sein, derart verborgen verlangt zu werden. Ihr Unbekannter

Olenka hatte mir über den Rücken geschaut und mitgelesen. »Ist das Josip?« – »Nein, aber jemand, der mit ihm verwandt sein könnte, wenigstens entfernt.« – »Hast du denn in deinem Leben überhaupt nie irgendjemanden kennengelernt, der nicht verrückt ist?« – »Dich, liebste Olenka. Bitte lass mich allein, ich will mich hinsetzen und eine Antwort schreiben.« – »Und an welche Adresse?«

Sehr geehrter Unbekannter!
Ich bin hier auf einen Menschen getroffen, der sich vor vielen Jahren dazu gezwungen sah, jemanden immer wieder anzurufen, ohne sich beim Namen zu nennen, das heißt vielleicht, ohne sich einzugestehen, wie tief er sich nach einem Gespräch sehnt und wie nebenher ihm alles verlorengegangen ist, was es dafür braucht. Und obwohl ihm heute das Abwegige seiner Handlung bewusst ist, findet er keine hinreichende Erklärung für dieses Versäumnis. Ob er wohl eine Zeitlang von einer Erklärung zur andern gejagt ist, von einer Wahrheit zur nächsten, und schließlich krank davon wurde, keine zu finden, die ihn bis ins Letzte zufriedenstellt? Ich glaube, ja. Aber liegt nicht viel Gesundheit in solcher Krankheit, es sei denn, sie glaubt, mit der Analyse der schier unendlichen Gründe ist es getan? Da fängt ja alles erst an! Ja, da fängt es an. Sie schreiben, Sie wüssten alles über mich, mehr als über sich selbst. Dazu beglückwünsche ich Sie, ja, es freut mich, umso mehr, als Sie dann bestimmt auch wissen, dass ich daran gewöhnt bin, dass andere mich noch besser verstehen, als ich mich selbst verstehe. Es macht nicht viel, dass sie mich falsch verstehen, Hauptsache, sie verstehen mich noch besser falsch. Verstehen Sie? Wenn nicht, suchen Sie keine Antwort bei den Diskutanten; rufen Sie lieber wieder jemanden an, der rechtzeitig aufhört, abzuheben, aber Ihnen bis dahin so

gut zuhört, wie er nur kann, und diese rechte Zeit erwartet: Ja, wir begreifen wirklich kaum, was mit uns geschieht.
Sie haben mir einmal eine Nachricht hinterlassen, die allmählich vollkommen wahr geworden ist, ja, mein Leben hat sie, ohne es darauf anzulegen, sogar hier, wo ich hauptsächlich in der Hängematte liege, unwiderruflich bestätigt: Nichts und niemand gibt Ihnen das Recht, vollends darüber zu bestimmen, wer und was Sie aus Ihrer Ruhe schrecken darf! Hiermit stimme ich dieser Beschränkung meiner Freiheit zu; im Grunde haben Sie, wenn er etwas in mir auch vollkommen ermüdet hat, einen beinah sanften Weg gewählt, meine tiefe Unruhe zu stören.
In Dankbarkeit,
Ihre Vertraute

Unten im Garten saßen Benjamin und Olenka in einem Haufen Papier: Olenkas fünfzehn verschiedene Versionen von Kurzbiografien lagen verstreut im Gras, und die sieben bis neun Kritiken, die sie nach Konzerten erhalten hatte, hatte sie zu luftigen Knäueln, ja kleinen Bällen geformt. Abgegrenzt durch ein Stück Wäscheleine lagen auf einem Stapel sämtliche Bewerbungen an Kaffeehäuser, Supermarktketten und Trafiken, die sie, gemeinsam mit Benjamin, verfasst hatte. Benjamin hob die Papiere eines nach dem andern auf und verlas in feierlichem Ton, was darauf stand, ehe er es zusammenknüllte und in die Feuerschale legte: »Ich bewerbe mich hiermit für die ausgeschriebene Stelle als Kassier in Ihrer Filiale in der Straße soundso und mit der Nummer soundso. Ich bin flink und freundlich, kenne mich mit Zahlen aus, und da mich der Verzehr von Speisen neben meiner Liebe zum Gesang am Leben erhält, fällt mir nichts ein, was dagegen spricht, Nahrungsmittel zu verkaufen.« – »Ich bewerbe mich hiermit in

Ihrer Trafik in der Straße soundso mit der Nummer soundso. Ich erlaube mir darauf hinzuweisen, dass ich für mein freundliches und liebenswürdiges Wesen häufig Anerkennung erfahren habe, weshalb ich glaube, dass ich die richtige Person bin, um gute Laune in Ihrer Trafik zu verbreiten. Manchmal rauche ich auch, obwohl es meiner Stimme nicht allzu guttut, am liebsten Marken, die es hier und jetzt leider nicht gibt, vermutlich auch in Ihrem Laden nicht. Rauchen verbindet sogar Menschen, die sich sonst aus dem Weg gehen – ein Grund mehr, sich über seine Beschneidung hinwegzusetzen. Niemals, solange sich die Erde dreht, wird irgendjemand, der sich über sie hinwegbewegt, eine schlechte Gewohnheit ändern, ohne sie klammheimlich gegen eine andere schlechte Gewohnheit auszutauschen, sofern er sich nicht aus wirklicher, unhintergehbarer Not und einer damit verbundenen Sehnsucht nach etwas anderem dazu gedrängt fühlt. Und da es für uns Menschen unendlich viele Wege gibt, ebenjene zu verschleiern, wird mehr oder weniger alles so bleiben, wie es ist, ob nun geraucht wird oder nicht; für mich aber nicht, denn ich habe diesen Zeitpunkt verpasst. Weshalb ich in so jungen Jahren bereits zu solch schlichter Weisheit zurückgekehrt bin? Richten Sie diese Frage nicht an mich, sondern an das Leben! Da ich, nebenbei gesagt, in einem Land aufgewachsen bin, in dem gegenwärtig Krieg herrscht, weiß ich, wovon ich rede, aber, mag sein, andernfalls wüsste ich es auch. Sollten Sie mich unterstützen wollen, bedauern Sie mich nicht zu sehr, sondern geben Sie mir Arbeit oder heiraten Sie mich, falls Sie nicht schon verheiratet sind. Mit besten Grüßen, Ihre Olenka.«

18. JUNI

Nichts, nur dass, obwohl sich den ganzen Tag über kein Grashalm, kein Blatt rührte, die Schaukel, auf der niemand saß, leicht hin und her schwang.

20. JUNI

Während Benjamin und ich im Garten für das Abendessen aufdeckten, stand Olenka unter dem Dachvorsprung, blickte hinauf zu einem kleinen Loch, das der Specht darin verursacht hatte, und beobachtete, wie die kleinen Spatzen weit ihre Schnäbel aufrissen, wenn die Mutter herbeigeflogen kam, um ihnen zu essen zu geben. »Von hier sieht es mehr aus, als nähme sie, wenn sie etwas bringt, zugleich etwas aus den Schnäbeln heraus. Wie aufgeregt sie dann herumflattert!« – »Du stehst schon eine halbe Stunde da und schaust hinauf.« – »Ich weiß mir keine bessere Beschäftigung. Übrigens scheint die Spatzenmutter bei jedem erneuten Abflug ihre Freiheit zu genießen. Sie gönnt sich dazwischen sogar ein dezentes Promenieren auf der Dachrinne. Da, schaut!« Wir verharrten zu dritt unter dem Dach, und als Georg, Katharina und Thomas gemeinsam zum Tor hereintraten (Sebastian durfte sein Gasthaus nicht schließen), schlossen sie sich uns an und betrachteten wie wir den sich stets wiederholenden Abflug, das sich stets wiederholende Ankommen der Spatzenmutter, und dazwischen die weit geöffneten Schnäbel der kleinen Vögel – ja, in lauter hungrige Münder blickten wir. »Nicht einmal eine Natter wird sie aus diesem genialen Versteck holen können.« – »Täusche dich da nicht! Ich habe das schon einmal beobachtet und glaube kaum, dass die hier wirksamen Gesetze im Letzten berechenbarer sind als der Rest der Gesetze.« – »Ich habe Hunger, mit Verlaub.« Während wir aßen, hörte man wenig anderes als das Klappern des Bestecks und das zeitweilige Klirren der Gläser. Der Wind beugte das silberne Wermutkraut vor dem Kirschbaum vor und zurück, die Schaukel aber stand still. Katharina fragte Thomas, ob seine Mähkurse ausgelastet wären und sich die Teilnehmer ungefähr so geschickt anstellten wie wir. »Die Gruppen sind klein, aber der Wille der Übenden ist durchaus befriedigend. Und die Einnahmen werden reichen, um wiederum ein paar Wochen mit dem Rad durch das Mittelgebirge fremder Länder zu fahren, wo kein Autolärm stört. Spätestens im Herbst, vielleicht aber früher.« Olenka meinte, dass das Großartige an diesem ihr bis zum heutigen Tag ein wenig fremd gebliebenen Land sei, dass jeder, dem langweilig ist, ohne dass er davon weiß, und der ausreichend Geld auf seinem Bankkonto hat, sich in irgendeinem Kurs anmelden kann, um sich die überflüssige Zeit zu vertreiben, sogar in einer Disziplin, die etwa lautet: In sieben Tagen zum Erfolg. Oder: In drei Stunden zum wahren Glück. Oder: An einem Wochenende zu einer gelungenen Lebensabschnittspartnerschaft. Oder: Als Single fröhlich. Oder: An zwei Abenden zielsicher abgegrenzt von meinem Nachbarn. »Martha, worin kannst du einen Kurs anbieten?« – »Ich kann euch gern in der Kunst des Papierschiffe-Faltens unterweisen, Katharina hat es mir gratis beigebracht. Als Souffleuse bin ich ausgeschieden. Und da ich bei den Diskutanten und Diskutantinnen zur Schule gegangen bin, braucht ihr mir nur ein Stichwort zu einem Thema von mittel- bis hochgradiger Brisanz zu nennen, und schon halte ich einen Vortrag, und ihr werdet über meine Expertise staunen. Nein. Setzt mich in einen Käfig und sperrt die Tür zu, ich werde notfalls zu dem Staub sprechen, der durch die Finsternis flirrt: Er anerkennt keine Gitterstäbe.« – »Wie wahr, liebe Martha! Ich muss es wissen, denn ich wohne mit dir unter einem Dach. Du hörst nachts die kleinste Bewegung, und bevor du etwas sagst, vergeht manchmal eine halbe Ewigkeit.« – »Ja, und sobald das aufhört, breche ich meine Zelte ab und laufe über die Welt wie jemand, dem man schon wieder das Fahrrad gestohlen hat.« – »Ich schenke dir eins von meinen, ich besitze ein überflüssiges, das ich nicht brauche, da ich schlecht mit zwei Fahrrädern meine Reise ins Mittelgebirge antreten kann.« Thomas schenkte uns Wein ein, und Georg räumte das Geschirr auf das Tablett und trug es ins Haus. Benjamin zündete, da der Abend dunkler wurde, die Kerzen an, die auf dem Tisch standen, und Katharina vertrieb die Fliegen, die sich auf ihren Arm setzten. Von irgendwoher hörten wir Stimmen, so, als hätte jemand seinen Fernsehapparat auf den Balkon getragen, um sich bei Einbruch der Nacht besonders gut mit demselben zu unterhalten. Als alle wieder versammelt waren, sagte Benjamin, dass er sich für die ihm verbleibende Lebenszeit vorgenommen habe, ein besserer Mensch zu werden. »Ein besserer Mensch«, wiederholte Katharina mehrfach und lachte hell auf dabei. »In diesem Tonfall«, sagte sie, »habe ich noch nie jemanden diesen Satz sprechen hören: ein besserer Mensch! Ein besserer Mensch!« Was denn an ihm so schlecht gewesen sein soll, fragte Thomas, und ob denn irgendwelches schwere Vergehen auf seinem Gewissen laste. Nein, nichts außer den üblichen Übeln, von denen wohl insgesamt in der Welt genügend vorhanden wären und ohne deren Wiederholung man sich den Fortbestand derselben leider kaum denken kann. Was, bei derart nüchterner Betrachtung, dann das Problem sei? Das Problem bestehe darin, antwortete Benjamin, dass er im Ausweichen so geübt, so bis ins Mark durchtrainiert sei, dass ihm die meiste Zeit nicht ein-

mal auffalle, wie sehr es ihn beherrscht. Da er sich so viele Gelegenheiten entgehen lassen habe, sich in einem Engpass zu versuchen und den mühevolleren Weg zu gehen, wisse er genau genommen überhaupt nichts, gar nichts. Er habe von sich selber nur die allerkleinste Ahnung, und wenn irgendjemand in seinem Leben auftaucht, der über dieses Maß hinausgehen will, findet er den allerschnellsten Weg, demselben die Kraft für diese Anstrengung zu rauben und sich daraufhin höflich zu verabschieden. Aus diesem Grund wisse er kaum, was Verletztwerden bedeute; eigentlich sei er immer nur von hier nach da gestolpert und habe sich fröhlich aller Möglichkeiten bedient, diesen Vorgang sehr elegant und geschmeidig aussehen zu lassen. »Meine Freundschaft versichere ich dir, aber heiraten möchte ich dich lieber nicht«, sagte Olenka und schrieb auf ein Zettelchen, das sie auf den Teller vor dem Papiersessel legte: *Wer weiß, weshalb die Wäscheklammer wie eine Schwalbe auf der Leine sitzt? Ich nicht.*
»Ich weiß nicht, ob ich zu bedauern oder zu bewundern bin, dass ich mich, wenn ich nicht gerade mit dem Rad durch die Gegend tingle oder meine Kurse gebe, damit begnüge, allein in einem einzigen, wenn auch sehr großen Zimmer zu wohnen. Besuch erwarte ich keinen mehr, freue mich aber, dass Sebastian mir ein Leben lang die Treue hält und mir zu essen gibt, wenn ich unangekündigt bei ihm auftauche. Die Menschen, die mir begegnen, sind mir alle gleich gut geworden, schlicht deshalb, weil ich keinen Augenblick an die Frage verschwende, was sie tun könnten, um mir besser zu gefallen. Kann sein, früher habe ich diesbezüglich über einen außerordentlich reichen Schatz an Erwartungen und Vorstellungen verfügt, aber jede sehr intensive und nachdrückliche Enttäuschung hat dazu beigetragen, mir diese Vorstellung in einen

willkommenen Mangel an eingebildetem Leben zu verkehren und mich mit der Wirklichkeit anzufreunden – ein großes Wort, nicht wahr? Mir zu groß vielleicht. Wenn ich ein besserer Mensch werden wollte, müsste ich jemand anders fragen, wie er sich einen guten Menschen denkt, und diese Frage zu stellen, wage ich nicht.« Wir schwiegen still, jeder in seine Gedanken verloren, und Katharina fasste die Botschaft für unseren Abwesenden folgendermaßen zusammen: *Aus der Tatsache, dass kaum einer sein Leben mit mir tauschen mag, soll keiner schließen, dass ich nicht frei genug bin, ein anderes zu wollen und eben darauf zu verzichten.* Thomas zeigte sich einverstanden und wir anderen beinahe begeistert. Ist es nicht sehr entspannend, dass unser Besuch so viel Freude an unsern Vorlieben hat? Nur Georg schien sehr nervös, beständig zupfte er am Tischtuch oder verstellte Gläser und Kerzen, und immer, wenn er zu Olenka blickte, nahm er den Salzstreuer in die Hand, um ihn wiederum auf dem Tisch abzusetzen. Was mich wohl davor bewahrt hat, mir eine Anspielung auf seine Verlorenheit entschlüpfen zu lassen? Bevor wir zwei Stunden später aufstanden, nahm er, ohne dass jemand es merkte, die Zeile an sich, die Olenka auf den freien Platz des Unbekannten gelegt hatte – ein Verstoß gegen die Regel, aber wen überrascht das?

21. JUNI

Und wieder zum Fluss und vorbei an dem Platz unter der Brücke, ohne Katharina zu stören, und den engen Pfad hinauf in den Wald … Und wieder zweigte ich ab und lief hinunter zum Löschteich und fand keine Schlange, die ihren Kopf aus dem Wasser hob, und niemanden, der aus dem Fenster der Burg auf die einzige Straße und tiefer hinunter zur Windung des Flusses schaute. So leer war alles und von Leerem so voll! Und wieder sammelte ich Schmetterlingsflügel auf und passierte den Quader mit dem Satz des Philosophen, ohne mit ihm ein Gespräch zu beginnen. Vor der Barke unter der Linde aber blieb ich stehen – ein Stoß nur, und die Reise hinüber fängt an. Und fängt auch ohne Stoß, so im Stehen, schon an, und kann gar nicht anders. In den Hemden aus Gaze über mir verfing sich der Wind, und weiter drüben schienen die Waffeltücher mit den ausgeschnittenen Kreuzen zu seufzen. Worüber? Weshalb? Ich wusste es nicht und ging weiter zu einem Felsblock, der bei meiner ersten Wanderung hierher im Dunkeln geblieben war. Jemand hatte eine Höhlung aus dem Stein gearbeitet, eine Höhlung wie ein Fenster, eine Tür, und hier hinein wiederum ein Guckloch gelegt, dem sich, vom unteren Rand des Fensters, eine Leiter entgegenstreckte. Sogar eine aus dem Stein geschlagene Treppe mit einer Windung führte dahin. Ein Blick ins Schwarze? So eng? Und dennoch war alles um mich so weit, und der Zweig einer Eiche neigte sich zu mir herab und strich mir über die Wange. Wie viel Zeit war vergangen? Genug, um Hunger zu bekommen und nachhause zu gehen, um mit Olenka zu essen, was Benjamin gekocht hatte.

24. JUNI

Auf dem Küchentisch, neben der Kaffeemaschine fand ich einen Brief von Olenka:

Liebe Martha!
… nicht erschrecken, gut? Ich habe per Telefon eine Nachricht von meiner Mutter erhalten, bereits vor drei Tagen: Mein Vater ist wegen einer noch ungeklärten Ursache in das ziemlich marode Stadtkrankenhaus gekommen, offenbar stimmt etwas mit

seinem Herzen nicht mehr. Meine Kur ist vorbei, ich fahre. Genügend Geld für die Reise mit dem Bus habe ich noch, ein paar Tage wird sie dauern. Aber wie immer die Sache ausgeht – ich werde nicht dortbleiben. Denk immer daran, was ich Dich gebeten habe, mir zu versprechen: niemals auch nur zu denken, dass ich freiwillig da zurückbleiben sollte. Versprich es mir immer wieder, hörst Du? Immer wieder, so lange, bis sich das Versprechen erübrigt – entweder weil alle meine Angelegenheiten bereinigt sind, oder aber weil Dir selber der Gedanke an einen andern möglichen Ausgang der Ereignisse gar nicht mehr kommt. Ich werde das Leben einer Sängerin führen. Oder ich gebe einen Kurs im Volksgesang meines Landes – wahrscheinlich ein nur zu neunundneunzig Prozent ausgelastetes Gewerbe. Oder, oder – vergiss es, hörst Du? Vergiss das Entweder und vergiss das Oder. Bitte bringe das daneben liegende Kuvert mit einem Dankesgruß dem Pfarrer, ich habe es nicht übers Herz gebracht, mich anders bei ihm zu verabschieden. Den andern sagst Du, dass ich sie vermissen werde, sehr, sehr sogar. Allerdings sehe ich, ich wiederhole mich, keinen Grund, an einem Wiedersehen zu zweifeln. Katharina umarmst Du! Und fordere sie auf, an mich zu denken, wenn sie »mir geht es so schlecht« ausruft: Meine Hochachtung dafür, dass sie sich nicht zu schade ist, in dem schlechten Stück mitzuspielen, eine so kleine Nebenrolle, ein so mickriger Satz! Dann muss sie sicher lachen, und wenn es auch niemand hört, so hat sie doch das Stück sabotiert. Ich verspreche Dir, für eine noch bessere Methode empfänglich zu bleiben; vergiss nicht, sie mir zuzuflüstern, wenn Dir eine in den Sinn kommt. Und was Dich betrifft, Martha, passe auf Dich auf. Du solltest nicht aufs Geratewohl einem Unbekannten schreiben, der nicht fähig ist zu sagen, wer er ist und wo er wohnt. Andererseits, ich bin alle Tage üben gegangen, und das Konzert hat

nicht stattgefunden. Also höre nicht auf meinen Rat. Er ist nur meine Sorge um Dich, das heißt meine Liebe zu dir. Olenka
PS: Du darfst weinen, aber nur sieben Tränen. Gut?
PPS: Eine Katze, der man die Füße abgeschlagen hat, kann man immer füttern, zu jeder Zeit – Hunger hat sie trotzdem, humpelnd auch.

Am Nachmittag brachte ich den Brief mit dem Dankesgruß zum Pfarrer. Als ich ihm sagte, Olenka werde vorläufig nicht wiederkommen, schien er traurig und lud mich ein, einen Kaffee mit ihm zu trinken. Es sei ihm eine gute Gewohnheit geworden, Olenka jeden Tag welchen zu bringen, und er habe sich immer gefreut, sie einmal auf einer Bühne zu sehen. Übrigens hätte es ihn beeindruckt, dass wir einfach so ausprobiert haben, vier Tage miteinander zu schweigen. Wenn er selber noch einmal entscheiden könnte, würde er kein Pfarrer werden, sondern ein Mönch in einer Einsiedelei. Aber so müsse er eben weiterhin Menschen verheiraten. Einen Augenblick fürchtete ich, dass er mich gleich fragen würde, was ich hier, in diesem Ort, eigentlich mache; ich hörte mich schon *Nichts, nichts* stammeln, *ich bin einfach nur da, das genügt*. Aber mitten in meine Furcht wiederholte er, dass es, falls Olenka nicht mehr singen würde, für immer schade um ihr Talent wäre. Und beide blickten wir bekümmert auf das Kuvert in seinen Händen. Beim Abschied verabsäumte ich nicht, ihn zum Theaterabend einer Freundin einzuladen, die ebenfalls bald von hier aufbrechen würde, um nach vielen Jahren ernsthaft in ihren Beruf zurückzukehren. Es wäre ein einmaliges Gastspiel, von niemandem gefördert, und gegeben in der Absicht, einer langen, schwierigen Strecke flüchtige Gestalt zu verleihen. Der Pfarrer winkte mir nach.

In der Hoffnung, alle zusammen beim Wirt zu treffen, beschloss ich, mich auch dort hinzubegeben. Tatsächlich spielten Katharina und Benjamin an der Bar Schach, während Georg und Thomas an einem der Tische Karotten in flache Scheiben schnitten. Sebastian ordnete die Gläser hinter der Ausschank. »Olenka ist fort, nachhause gefahren.« – »Nachhause gefahren?« – »Nachhause gefahren!« Ich hielt den Brief in den Raum und ergänzte, dass ihr Vater krank geworden sei und sie wiederkommen werde. »Dich, Katharina, soll ich umarmen und dir sagen, dass du an sie denken sollst, wenn du, zurück in deiner alten Bleibe und deinem Beruf, ›mir geht es schlecht, mir geht es so schlecht‹ vor dich hin singst. Sie meint, du wirst dann lachen müssen, und das sei immer noch die beste Sabotage des Stücks, eine andere kenne sie nicht; wenn jemand von uns aber eine wirksamere wüsste, dann sollten wir nicht lange zaudern und sie an Olenka weiterleiten. Übrigens dürften wir keinen Augenblick zweifeln, dass sie zurückkehrt und eine verlässliche Möglichkeit findet, hierzubleiben.« Georg stand auf und sagte, dass er ihr schreiben werde, heute noch. »Wirklich?«, fragte Katharina. Wir blickten auf unsere Fußspitzen. Schweigen, langes Schweigen.

25. JUNI

Ich erwachte, weil es donnerte, und klopfte an Olenkas Tür, als hätte ich gehört, wie sie in ihrem Zimmer auf und ab geht. Es war freilich niemand da. Ich setzte mich auf den Boden, lehnte mich an das Bett und schaute in die matte Dunkelheit; irgendwo knarrte es, aber das Knarren wurde vom Donner fortgetragen. Olenka wird jetzt, im Bus sitzend, ebenso wie ich aus dem Fenster in die Dunkelheit blicken, und der Weg durch die weite, jetzt so unheimlich fremde Landschaft wird ihr endlos, endlos erscheinen. Oder aber sie träumt und winkt im Traum ihren unbekannten Verfolgern zu: Seht, das Leben ist schneller als ihr; so viel Zweck hat eure Anstrengung, dass ich ihrem Ziel zuvorkomme. Bis bald! Ich öffnete das Fenster und hörte einen Hund bellen, ein zweiter stimmte in das Gebell mit ein. Es donnerte wieder, und über dem hohen Nussbaum des Nachbargartens leuchtete es einen Augenblick grell auf. Benjamin stand auf einmal in der Tür, ebenso wie ich von dem noch fernen Gewitter geweckt. »Wir könnten unten im Wohnzimmer vor der Balkontür gemeinsam hinausschauen, das Gewitter wird gleich hier ankommen.« – »Weiterziehen kann es aber auch.« Wir gingen hinunter und setzten uns vor die offene Balkontür; wieder einmal war es, als stünde draußen alles still, nur eine Fledermaus fiepte und fiepte. »Du könntest mir jetzt eine Geschichte erzählen, denn ich wüsste nichts, was besser zu dieser Stunde passen würde.« – »Schauen wir einfach in die Dunkelheit, solange es uns gefällt.« – »Ich schaue, seit ich hier bin, sehr oft in die Dunkelheit, und manchmal finde ich das schön. Ich hätte nie gedacht, dass mir das Warten einmal so selbstverständlich werden würde, so selbstverständlich, dass ich es in vielen Augenblicken nicht einmal mehr bemerke. Ich warte, ohne zu warten, und wenn der Zug im Ort stehen bleibt, geschieht nichts, außer dass der Zug im Ort stehen bleibt und jemand über die Brücke nachhause geht. Olenka und ich sind manchmal in der Nacht aufgewacht und haben uns dann einen Traum oder sonst was erzählt. Wie lange hat sie hier gewohnt? Ich weiß es nicht mehr, so fraglos ist sie hier eingezogen, so fraglos ist sie mir begegnet. Einmal bin ich nach einem Gespräch mit ihr hinauf zur Ruine gegangen, geradezu verhüllt von dem Wunsch, eine Antwort auf Josips Verschwin-

den zu bekommen. Und dann hast du sie gebracht, wenigstens ihren zweifellosesten Teil. Der Rest wird kommen, wie es ihm gefällt.« – »Oder aber er wird ausbleiben.« – »Richtig nachgedacht, gratuliere.« – »Vor fünfzehn Jahren scheinst du davon ausgegangen zu sein, dass du, wenn du nur lange und ausführlich die Dinge, die sich dir entziehen oder dich quälen, bedenkst, sie gar nicht anders können, als sich ihrem Potenzial gemäß zu entwickeln.« – »Wirklich – so dachte und lebte ich? Das begreife einer! Kann sein, ich sitze immer noch gravierenderen Irrtümern auf. Übrigens ist es mir aber auch gelungen, durch spontane Entscheidungen, ohne jegliches Nachdenken, ein reiches Maß an Verwirrung zu stiften. In Wahrheit weiß ich kein anderes Mittel, der letzten Unsicherheit vorzubeugen, als das, ihr in die offenen Arme zu gehen.« – »Und wenn sich diese als ein offenes Messer herausstellen?« – »Dann wird es dich verletzen.« – »Und das nennst du eine Antwort, einen Weg?«
Es wurde hell; wir beschlossen, spazieren zu gehen und einen Pfad zu nehmen, der, an Katharinas Brücke vorbei, den Schienen entlang, in den Wald hinaufführt. Da, wo er sich an seinem Ende entzweit, sahen wir eine Gestalt in einem Schlafmantel auf dem Balkon eines alleinstehenden Hauses hin und her schlendern. Das Gewitter war tatsächlich vorübergezogen, einfach so. Die Gestalt dehnte und streckte sich, drehte sich um und rief zum offen stehenden Fenster hinein: Aufwachen, aufwachen! Und wieder: Aufwachen, der Tag, der Tag hat begonnen, es wird Zeit, Zeit! Wir wurden neugierig, wofür es so dringend Zeit wurde, und unterbrachen, in der Erwartung, einen unverzichtbaren Impuls für unser Leben zu gewinnen, unsern Weg. Irgendwann kam die gerufene Gestalt durch die Tür, rieb sich die Augen, sagte, *tatsächlich, die Sonne*

geht auf, klappte zwei an der Wand lehnende Liegestühle auf und stellte sie nebeneinander. Dann legten sie sich hinein und deckten sich mit leichten Tüchern zu.

27. JUNI

Wenn man auf die Bühne blickte, schien es einem nicht, als hätte so lange keiner mehr auf ihr gespielt. In der Mitte standen ein Sessel, ein Koffer und neben ihm eine Truhe. Auf der Rückwand leuchtete ein sehr großer, rechteckiger, heller Fleck, ganz so wie jene Flecken leuchten, die abgenommene Bilder hinterlassen, und war von kräftig gelben Streifen eingerahmt. Im Publikum, einem kleinen Haufen Menschen, saßen Philomena und eine Gruppe von Frauen, die sie mitgebracht hatte (darunter jene, die mir demnächst in dem Teich mit den Schnecken und Blutegeln vorausschwimmen werden, um dieselben etwas aus der Bahn zu bringen), der Pfarrer, der Mann mit den neunundneunzig Namen (mit einer Frau, die vermutlich seine Tochter war und sich sehr darum besorgte, dass er wieder einmal unter Menschen kam, die er dann in die Liste seiner Aufzählungen aufnehmen kann), die zwei Reisenden (der Sommer hatte ja begonnen, sie wollten wiederkommen) und etwa dreißig gänzlich Unbekannte, mit denen ich hier noch niemals ein Wort gewechselt hatte. (Benjamin, Georg, Thomas, Sebastian und mich brauche ich nicht zu erwähnen.) Katharina sah fast so aus wie immer; nur war sie barfuß, trug ein schlichtes, langes Kleid und hatte die langen Haare im Nacken zu einem Knoten gedreht. Sie ging über die Bühne wie jemand, der nichts weiter im Sinn hat, als über die Bühne zu gehen, und sagte, dass sie dieses Stück ihrer abwesenden Freundin Olenka widme, und anderen Abwesenden, die jetzt nirgendwo in der Welt zuhause wären. Für sie näm-

lich wäre es Zeit, von hier aufzubrechen, und wenn sie auch nicht wirklich wüsste, wohin zurück, so wolle sie doch die Zeit nicht vorbeigehen sehen, ohne ihr etwas zurückzugeben. Dann verschwand sie, und wir warteten, und es wurde immer stiller. Als sie wiederkam, stellte sie sich vor das Fenster mit dem gelben Rahmen; sie ging ein paarmal auf und ab und wandte sich dann an uns, das Publikum, vor allem aber, so schien es mir, an einen unbesetzten Sessel darunter:
»Sie wissen, ich habe einen langen Weg auf mich genommen, um hierherzukommen. Man hat mich auf der Reise durchaus nicht in eine Sänfte gesetzt und übers Geröll gehoben. Mir scheint, ich habe hier etwas zurückgelassen, das man mir genommen hat und auf das ich ein Anrecht habe. Sehen Sie dort die beschlagenen Fenster des alten, verfallenden Hauses? Sie können etwas hineinzeichnen, wenn Sie mögen. Sie können dem beinah einfrierenden Wasser einen Ast entreißen oder aber auch den ganzen Baum; und wenn Sie mögen, können Sie auf seinen Zweig einen Vogel setzen, eine Krähe oder eine Schwalbe, kurz vor dem Abflug. Bitte, zögern Sie doch nicht!«
Sie ging ein paar Runden, ein wenig so, als würde sie tanzen und sich damit anderswo hinbringen, auch, um die angesprochene, abwesende Gestalt nicht dabei zu stören, das Bild in die Scheibe zu zeichnen. Und doch bewegte sie sich kaum anders als zuhause im Wohnzimmer. »Ich sehe«, fuhr sie fort, »Sie haben es sich anders überlegt, Sie kommen erst übermorgen oder aber nie. Ich soll Ihnen besser eine Geschichte erzählen, nämlich davon, wie es wirklich war – ja, was tatsächlich geschehen ist!« Sie lachte wie jemand, der sich wundert, setzte sich auf den Sessel und nahm aus dem Koffer ein Buch, das sie aufschlug und aus dem sie nun vorlas: »Der Bundespräsident des Landes hat an dem nämlichen Tag eine neue Regierung

angelobt. Eine Studie wurde veröffentlicht, die besagt, dass Menschen, die gesünder essen und nicht rauchen, länger leben. Ein Philosoph schrieb in den Zeitungen, dass es schwierig sei, aber nicht ausgeschlossen, ein glückliches Leben zu führen: Die Freundschaft aber muss im Kurs wieder steigen, und die Vorgesetzten sollen ihren Untergebenen Zonen überlassen, wo ungestörtes Sprechen möglich ist. Und nehmt ihnen doch das Telefon nicht weg! Ohne dasselbe sind sie verloren! Apropos: Habt ihr es auch alle zuhause gelassen?« Sie lachte und wiegte sich leicht hin und her. Dann schlug sie eine neue Seite auf. »Im Mittelmeer sind Menschen ertrunken, weil ihr Boot für die Überfahrt nicht flott genug war. Sie haben ihre Arme zum Himmel gestreckt und in den Wind gerufen; und die zuständige Behörde hat in ihrem Leuchtturm gedacht, sie feiern ein Fest. Dinge gibt es! Ach ja, und ein Zug ist entgleist, und einer ist in einen Supermarkt gegangen und hat sieben Leute erschossen und am Ende sich selbst. Am selben Tag bin ich auf der Straße einem Mann meines Alters begegnet; er hatte ein verwittertes Gesicht und hielt einen alten Besen in der Hand und kehrte die Straße, indem er vor sich hin sagte: Ich muss doch, muss doch die Straße kehren, ich muss es doch tun.« Katharina, oder wer sie jetzt war, nahm einen nicht vorhandenen Besen in die Hand und kehrte den Boden. Sie ließ den Blick durch den Raum schweifen und ihn an irgendjemandem hängen. »Aber sie ist doch sauber, sehen Sie nicht? – Sie ist im Gegenteil sehr schmutzig, und ich kehre sie, kehre sie den ganzen Tag. Ich bin nämlich ein guter Straßenkehrer, ein verlässlicher Straßenkehrer, ein richtiger Straßenkehrer, ein Straßenkehrer wie kein anderer!« Katharina, oder wer sie jetzt war, schloss das Buch zu und legte es auf den Sessel. Sie ging zum Fenster und sah hinaus, dem Publikum ganz den Rücken zuwendend, und sagte, mehr sich selber zuflüsternd: »Was ihn wohl zwingt, eine Straße zu kehren, die schon gekehrt ist? Ist da etwas, das wegmuss?« Jetzt legte jemand – vermutlich Sebastian – eine Platte auf, und während Katharina die Bühne verließ und einige Zeit ausblieb, war nichts außer dem Spiel dreier Geigen zu hören, sie spielten ein Stück, das nur aus drei langanhaltenden Tönen bestand. Nach einer Weile kam sie zurück und fing an, die eben gelesenen Seiten aus dem Buch herauszureißen, eine nach der anderen. Nur einmal, als hätte sie auf den Seiten noch etwas unvergesslich Wichtiges gelesen, hielt sie inne und kicherte und sagte: »Ach, das hätte ich beinah vergessen, beinah vergessen …« Sie nahm die herausgerissenen Blätter in die Hand und fing an, sie zu Papierschiffen zu falten und auf die Truhe zu setzen, die neben dem Koffer stand. Es war schön anzusehen, wie die Papierschiffe sich allmählich vermehrten, während Katharina das Gespräch mit der abwesenden Gestalt wiederaufnahm: »Sie haben sich meine Rückkehr anders vorgestellt, nicht wahr? Sie dachten, wenn sie erst ihre Reise hinter sich hat, wird sie so müde sein, dass sie das Bedürfnis, das Vergangene zu vergessen, ganz von selbst überkommt? Und Sie dachten, mein auf etwas Bestimmtes gerichteter Wille wird plötzlich so tief schlafen, dass ich mich in alles, was sich ereignet, wie in einen Traum füge?« Katharina stand auf, nahm den Sessel wie einen Tanzpartner in die Arme und tanzte. Sie setzte ihn jäh ab und sich selbst darauf. »Und Sie haben recht! Vollkommen recht! Was ich niemals für möglich gehalten habe, ist eingetreten: Das Leben gesteht Ihnen Ihren Anteil an der Wahrheit zu!« Sie nahm aus dem Koffer eine Rolle transparenten Papiers, strich es glatt und befestigte es auf dem hellen Fensterfleck. Sie zeichnete einen Baum hinein und setzte auf einen Ast einen Vogel. »Es sind Schwalben, glaube ich, sie haben den langen Winter überlebt. Sie schlagen mit den Flügeln, aus purer Vorfreude auf die Kinder, die bald die Nattern aus dem Wasser fischen, um sie den Passanten entgegenzuhalten: Da, schauen Sie, schauen Sie nur!« Und alle blickten auf das transparente Papier, aus dem sich der Baum hervorhob, die Äste, die Schwalben, kurz vor dem Abflug. Wieder legte Sebastian eine Platte auf; drei Geigen, die drei Töne schneller wechselnd. Auch das Licht veränderte sich und wanderte von einem Gegenstand zum nächsten. »Noch vor kurzem« – die Bühnenfigur Katharina wandte sich wieder an das Publikum und lachte hell auf dabei – »erzählte ich die ganze Geschichte einem Stein. Ein Stein ist etwas so Festes. Erinnern Sie sich? Und wenn er antwortet, antwortet nicht er, sondern die ihm eingezeichnete Zeit: Was aus ihr geblieben ist und, sagen wir, zum Mond gehen mag oder, besser noch, zu den Sternen. Ist nicht alles letztlich nur Staub von da? Und trotzdem habe ich ihn wie einen Fisch aus dem Wasser gehoben.« Die Sprechende öffnete wiederum den Koffer und nahm ein großes, weißes Tuch heraus, das sie, es wiederum sorgfältig auffaltend, auf den Boden legte, um weitere Papierschiffe, die sie ebenfalls aus dem Koffer fischte, daraufzustellen, bis das Tuch so sehr von Papierschiffen übersät war, dass es aussah, als würden sie auf den sanften Wellen des Meers davonsegeln. Aber nein. Katharina, oder was sie jetzt eben war, nahm das Tuch an einem der Enden und zog es über die Bühne, konzentriert und langsam. Die drei Geigen erklangen wieder. »Bitte, folgen Sie mir, folgen Sie mir!«, rief sie. Eine kurze Weile wusste niemand so recht, ob er angesprochen war und was es jetzt zu tun gab, aber Philomena stand schließlich auf und ging entschlossen auf die Bühne, gefolgt von Thomas, der Tochter des Namenaufzählers, weiteren Unbekannten und uns. Und in einer kleinen Prozession, an der Seite der auf das Tuch gebetteten Papierschiffe, gingen wir alle zusammen von der Bühne, durch den Gastraum, aus der Zeit hinaus, und der Baum schaute uns hinterher und der Vogel nicht weniger. Als Katharina die Tür hinaus auf die Straße öffnete, flatterte das Papier zu Boden, und der helle Fleck schaute in den Raum wie zu Beginn. Die Gruppe der Gehenden zog, mit Katharina an der Spitze, durch den Ort bis zu der Treppe, die zum Fluss hinunterführte. Dort lag, leise schaukelnd, ein Floß. Katharina forderte alle auf, je ein bis zwei Papierschiffe auf das Floß zu setzen; wir gehorchten willig. Dann, als alle Papierschiffe dort ihren Platz gefunden hatten, bat sie mich, dem Floß einen sanften Stoß zu geben, sobald alle Anwesenden oben auf der Holzbrücke versammelt wären; als ich dies getan hatte, rief sie: »Bananen! Schamanen! Hörst du mich? Nimm, Zeit, alles von mir!« Und alle blickten dem Floß hinterher, das, hoffentlich ungestört, weit in die Nacht hinaus sich fortbewegte.

Jenen, die noch mit zurück zum Wirt gingen, wo es Wein und Suppe gab, schenkte Katharina einen handtellergroßen Fisch aus dem gleichen Stoff, aus dem das Tuch gewoben war.

28. JUNI

Letztes gemeinsames Abendessen mit Katharina, Benjamin, Georg und Thomas. Wir stellten den Tisch in die Sonne und schauten von dort aus den Schatten zu, die die Äste des Haselnussstrauches auf die Schuppentür zeichneten. »Bald werde ich am Abend das Fenster öffnen und auf den großen Bahnhof der Stadt schauen: Der Anblick von Schienen wird mich noch überall und immer froh stimmen.« Katharina schenkte uns

Wein nach. »›Überall und immer‹: Immer, wenn ich das höre, bekomme ich einen Punkt im Gesicht.« – »Dann werden wir bei unserm Wiedersehen Punkte zählen. Für jeden Punkt eine Verbeugung.« Weshalb mähte jetzt irgendwo jemand seinen Rasen? Dass der Wind die Wolken zerfledderte, sodass sie in alle Richtungen auseinanderstoben, um sich sogleich neu zu formen, gefiel mir wiederum. »Mein Gesicht wird nur vier bis acht Punkte bekommen können, da ich es auf meinem Rad durch schmale Straßen in fremdem Mittelgebirge fahren werde, auf denen mir ausschließlich Menschen begegnen, die ›immer‹ nur dann sagen, wenn sie jemand etwas fragt, was keine andere Antwort zulässt, zum Beispiel: Können Sie mir bitte sagen, wie oft, solange ich lebe, der Tag zur Nacht wird und die Nacht zum Tag? Vermutlich wird es nicht notwendig sein, diese Frage zu stellen. Außerdem werden mir hauptsächlich Schafe und Ziegen über den Weg laufen, und hier und da ein Hirsch.« – »Noch mehr Stille als diese hier würde mich überfordern, ich fange schon an, die Straßenbahn zu vermissen, die unter meinem Wohnungsfenster vorbeifährt, und die Rufe der Fernsehenden, wenn sie bei offenen Fenstern Fußball schauen und alle gleichzeitig vor Freude schreien.« – »Ja, derartig an einem so entfernt verbindenden Glück teilzuhaben, kann einem die schönste Gänsehaut bereiten.« Georg erhob sich und öffnete die Schuppentür, als wolle er im Gerümpel etwas suchen gehen. Tatsächlich kam er mit einem Liegestuhl heraus, den ich, seit ich hier bin, an der Wand hängen ließ, weil ich sah, dass er kaputt war. »Den nehme ich zur Reparatur mit nachhause.« Ich wunderte mich, fand das aber nicht weiter bemerkenswert, so sehr scheine ich mich daran gewöhnt zu haben, mich zu wundern. »Du kannst ihn in Friedrichs Namen auch behalten, schulde ich dir denn nicht noch etwas?« – »Du schuldest mir gar nichts.« Georg setzte sich wieder und erzählte uns, dass er zum ersten Mal seit langer Zeit einen Traum behalten habe, den er uns gern mitteilen würde, aber wir bräuchten Geduld, denn es wäre ein langer, sehr langer Traum gewesen:

»Ich fuhr auf einer Landstraße, in einem Bus, durch eine sehr einsame Gegend, und entdeckte, aus dem Fenster sehend, immer wieder Schilder, die in mehreren Sprachen das Gehen auf den Feldwegen und querfeldein verboten; es wäre, stand da, immer noch möglich, auf eine Mine zu treten. Ich erschrak, denn ich hatte gar nicht gewusst oder vergessen, dass ich durch ehemaliges Kriegsgebiet reise. Es wurde ganz still in mir, und erst jetzt nahm ich zur Kenntnis, dass ich der einzige Passagier in diesem Bus war und überhaupt niemand am Steuer saß. Oh, dachte ich, Jahrzehnte habe ich kein Auto mehr gelenkt, und jetzt? Bleibt mir nichts, als mich am Steuer zu versuchen. Als ich das tat, starb der Motor ab, und der Bus blieb stehen. Ich stieg aus, kein Haus weit und breit, nur ein schwarzer Himmel, und hin und wieder glaubte ich einen Uhu rufen zu hören. Das ärgerte mich, ich fand es übertrieben, und als ich bemerkte, wie unangemessen es war, mich jetzt ausgerechnet über den Uhu zu ärgern, ärgerte ich mich noch mehr, wusste aber mit meinem Ärger nichts anderes anzufangen, als auf das dunkle Feld zu starren, in dem die Minen verborgen lagen. Da wurde ich vor lauter Schauen und Ärger ohnmächtig. Ich, ohnmächtig! Es war nichts außer Ohnmacht in mir, und in dieser war oben, unten, links, rechts nur weiter Raum und kein Boden, kein Halt, keine Grenze. Fragt mich nicht, wie das ist! Ich weiß ja nicht einmal, wie lange es gedauert hat, weiß nur, dass, wenn ich schreien wollte, kein Laut aus mir herauskam. Da blieb mir nichts, als das, was ich schreien wollte, zu denken, denn das konnte ich noch, und es war nur ein Wort, und es hieß: Komm! Komm! Komm! Und jetzt! Jetzt! Jetzt! Da sah ich – und einen Augenblick lang zweifelte ich im Traum an der Wirklichkeit dessen, was ich sah – von links unten ein Licht sich immer näher auf mich zubewegen, und ich begriff, dass es sich dabei um die Lampe eines Fahrrades handelte. Ein Fahrrad, mitten im verminten Nirgendwo! Und die Person, die darauf saß, pfiff irgendeine Melodie leise vor sich hin, und blieb dann vor mir stehen, und sie fragte mich, ob ich mich wohl befinde, hier draußen? Ich konnte weder meine Augen öffnen noch meinen Mund bewegen, noch sonst einen Beitrag zu unserer Verständigung leisten. Da legte die Fahrende ihr Rad zur Seite und fasste mich, der ich da schwer auf dem Boden saß, den Rücken an den Bus gelehnt, unter die Achseln und zog mich ein Stück fort von dem Bus, nämlich unter einen Baum, der wirklich voller Blätter stand. Jetzt ist es gleich noch mehr, noch endgültiger aus mit mir, denn sie wird, ohne es zu bemerken, mich auf eine Mine legen. Tatsächlich aber legte sie einen Polster unter meinen Kopf und hörte nicht eine Sekunde auf, ihre leise Melodie vor sich hin zu pfeifen, als würde sie alle Tage irgendwo in der dunklen Landschaft auf einen Ohnmächtigen treffen, der aus einem Bus ohne Fahrer gestiegen ist und sich darüber grämt, vor vermintem Feld zu sitzen und einen Uhu rufen zu hören. Sie nahm meinem Arm, zuerst den einen, dann den andern, und schüttelte ihn leicht, und sie wiederholte diese Berührung mit meinen Beinen. Ich aber wachte und wachte nicht auf, sosehr ich es auch wollte. Da ließ sie mich los, breitete die Jacke, die sie trug, als Decke neben mir aus und schlief darauf ein. Ich bedauerte mich, weil ich nicht wie sie schlafen konnte, sondern in dieser Ohnmacht ausharren musste, und in mein Bedauern mischte sich ein Geräusch, nämlich das Getrappel eines Pferdes. Wäre ich nicht ohnmächtig gewesen, mir wäre sogar ein Lachen entschlüpft. Aber so? Das Getrappel von Hufen! Und tatsächlich kam ein Pferd auf uns zu, und der Reiter, der auf seinem Rücken saß, stieg ab und band das Pferd an den Bus und weckte die Schlafende und fragte sie, was hier los sei? Sie antwortete, sie habe auf ihrer Fahrt durch die Landschaft diesen Ohnmächtigen hier getroffen, und da er sich nicht wecken ließ, habe sie beschlossen zu warten, bis er von selbst zu sich käme. Aber ob der Reiter vielleicht Wasser hätte? Oder sonst etwas Nützliches? Mehr, fragte der Reiter, wolle sie nicht? Nein, antwortete sie, sie wisse nicht, was. Der Reiter schüttelte den Kopf, überließ ihr zwei Kanister mit Wasser, die sie in die Arme nahm, und trabte fort, in den weiten Raum hinaus, und mir war, als könnte ich in meiner Ohnmacht immerhin seine Gedanken lesen, und diese verrieten traurige Enttäuschung. Und wieder schlief die Fahrradfahrerin, und ich lag starr und lahm, und irgendwo über uns rief wieder der Uhu, und es verblüffte mich, dass ich, so laut ich ihn zu hören glaubte, auch noch wahrnahm, wie sich der Kofferraum des Busses öffnete und eine Gestalt langsam herauskroch. Warum stehen wir hier, rief sie, ich muss doch so dringend nachhause, alle warten auf mich! Sie rieb sich die Augen, als hätte sie lange geschlafen, und als sie mich erblickte, kam sie näher und sagte: ›Kommen Sie wirklich mit, Georg? Sind Sie mir wirklich nachgegangen?‹ Es war Olenka. Erst nachdem sie realisiert hatte, dass ich weder fähig war zu sprechen noch mich zu bewegen, entdeckte sie die schlafende Person neben mir. ›Martha‹, rief sie, denn du, Martha, warst in meinem Traum die Fahrradfahrende, Schlafende. ›Martha, wach auf, was ist los hier?‹ Und Martha war etwas verwirrt, Olenka hier zu treffen, neben einem Ohnmächtigen, den sie bis jetzt gar nicht als einen ihr Bekannten angesehen hatte. ›Sonderbar alles das. Wir sitzen in ehemaligem Kriegsgebiet, schon die halbe Nacht, und dürfen nicht vom Weg ab. Sogar ein Reiter kam vorbei. Georg ist ohnmächtig. Begreifst du das?‹ – ›Nein. Was sollen wir tun?‹ Und die beiden nahmen mich und trugen mich gemeinsam, als hätten sie die Kraft von vier Personen, in den Bus zurück. ›Glaubst du, wollte Georg wirklich zu mir?‹ – ›Ich weiß es nicht, Olenka, aber jetzt, wo wir nun einmal hier sind, zwingt uns nichts und niemand, es gänzlich auszuschließen.‹ Martha und Olenka tranken Wasser aus dem Kanister, und Olenka rieb mir Schläfen und Stirn damit ein, und das war so wohltuend, dass ich gern ›danke‹ gesagt hätte. ›Was wohl mit ihm geschehen ist?‹ – ›Ich weiß es nicht.‹ Und sie legten mich auf den langen Sitz ganz hinten, und Olenka setzte sich ans Steuer und probierte, ob der Motor anspringt. Und er sprang an. ›Die Reise geht jetzt weiter, Olenka. Gute Fahrt!‹ – ›Kommst du nicht mit, Martha?‹ – ›Nein, mein Fahrrad steht da unten, du weißt ja. Alles Gute, bitte schreib mir bei Gelegenheit!‹ – ›Und wenn er nicht mehr zu sich kommt?‹ – ›Bleibst du stehen und singst etwas, niemand kann immer in diesem Zustand bleiben.‹ – ›Wenn doch?‹ – ›Werden wir in hundert Jahren wissen, was der Sinn davon war. Und selbst wenn er uns verschlossen bleiben sollte, was ich nicht glaube, müssen wir fahren.‹ Und so fuhren wir, Olenka am Steuer, ich in der Ruhelage, in den hellgrauen Morgen davon, und Martha stieg unten auf ihr Rad und winkte uns nach.«

Benjamin, Katharina und Thomas schrieben je drei Worte auf einen Zettel, und diese lauteten: Komm. Komm. Komm. Jetzt. Jetzt. Jetzt. Und ich fügte ›und immer und überall gute Reise‹

hinzu. Schließlich legt der unbekannte Gast vor unserem Papiersessel keinen Wert darauf, dass besonders angestrengte Dichter aus uns werden.

29. JUNI

Nichts, nur dass ich Benjamin nach dem Frühstück zum Bahnhof begleitete und er mir aus dem offenen Fenster zuwinkte, als sich der Zug in Bewegung setzte. Auf bald, rief Benjamin. Auf bald, rief ich. Danke, dass du dir die Mühe gemacht hast, mich aufzusuchen!

Später, beim Wirt, packte Thomas seine Sachen auf den Gepäckträger, klopfte Sebastian, Georg, Katharina und mir auf die Schulter und rief aus, als er sich auf den Sattel schwang: Es leben unsere Väter! Ja, antworteten wir, es leben unsere Väter!

1. JULI

Ich habe für Katharina das kleine Gemälde mit dem Gesicht das alten Mannes, das aus einem der drei Teile des Fensters schaut, in ein Stück von dem Tuch gewickelt, auf dem sie die Papierschiffe zum Fluss zog. Ausgeschlossen, dass Friedrich Anstoß daran nehmen würde, einen Gegenstand seines Hauses zu solchem Zweck in eine andere Gegend zu verpflanzen. Hat nicht Katharina in dem Gesicht wirklich lesen können? Ich lief dem Zug, als er mit Katharina den Ort verließ, eine Weile auf dem Radweg hinterher, bis er ganz zwischen dichtem Gestrüpp verschwand; dann wechselte ich in etwas langsameren Schritt, ging zum Fluss und setzte mich in der Nähe der Brücke auf den Baumstamm und blickte zur alten Manufaktur hinüber, deren beschlagene Fensterscheiben Katharina zu so fruchtbarem Gespräch angeregt hatten. Aus der Tasche nahm ich ein Geschenk, das sie mir vor dem Einstieg in die Hand gedrückte hatte, und öffnete es: Eine kleine Truhe kam zum Vorschein, vielleicht ein Schmuckkästchen aus einer anderen Zeit, und es lag darin ein Papierflieger, umwickelt von einem Band, auf dem zu lesen war: *Bitte auffalten, danach aber, bei der ersten willkommenen Gelegenheit, zum Himmel auffahren lassen.*

Liebe Martha,
angenommen, wir treffen uns wieder (und davon gehe ich aus) und haben bis dahin weder in unsere alte noch in irgendeine neue Arbeit zurückgefunden, dann kaufen wir uns am Schalter einen Fahrschein bis ans Ende der Welt und setzen uns dort auf einen Felsen und schauen aufs rauschende Meer hinunter. Wehe, dort sind viele Menschen! Sollte jemand an die Klippen gefesselt sein, werden wir keinen Zweifel an unserer Aufgabe aufkommen lassen und, ohne zu zaudern, alle Kraft für seine Befreiung aufwenden, vorausgesetzt, dieser Jemand will; andernfalls warten wir. Sollte dies nicht der Fall sein und stattdessen Orpheus vorbeiziehen, um uns etwas vorzusingen, werden wir uns verneigen und darüber staunen, jetzt schon derart großes Glück zu empfangen. Sollte weder dies noch das geschehen, erzähle ich Dir eine Geschichte, aber nur dann, wenn Du schon vorher jedes, wirklich jedes Ende bejahst, denn wie Du weißt, geht es selten so aus, wie man meint, dass es ausgehen sollte. Nicht immer bekommt man da einen Stofffisch geschenkt! Auf das gute Ende haben wir kein angestammtes Recht, was nicht heißt, dass es sich nicht trotzdem zutragen kann: aber eben dann, wann es ihm gefällt. Also, bis bald! Katharina

3. JULI

Zwei noch stillere Tage.

5. JULI

Regen! Und durch den Regen sah ich von meinem Fenster in den Garten und durch die Hecke aus Haselnusssträuchern in den Nachbargarten und dort eine Silhouette in einem roten Regenmantel hin und her wandern. So verstrichen die Stunden, und die Zeit verflüchtigte sich aus dem Augenblick, der nichts von sich zurückließ als das Hin- und Hergehen der roten Silhouette durch den Regen.

Und ich werde still sein und keinen Einwand vorbringen.

7. JULI

Wie schön das Wetter nun wieder geworden ist! Gleich nach dem Frühstück staubte ich meinen Schreibtisch ab, auf dem immer noch die Karte stand, die Roland vor vielen Jahren an Friedrich geschrieben hatte, und während ich so abstaubte, hörte ich von drüben eine leise Musik herüberklingen, wahrscheinlich aus dem Zirkuszelt, das vor kurzem neben dem Bahnhof aufgebaut worden war. Ob wohl gerade geprobt wurde und eine Seiltänzerin sich wagemutig von einem zum andern Ende des Zeltes schwang, über die Köpfe des jetzt noch abwesenden Publikums hinweg? Die Musik jedenfalls lockte mich ebenso stark aus dem Haus wie die Wolken, die in hauchdünnen Gittern über den Himmel flogen. Mir fiel ein, auf welche Weise Friedrich vor mindestens dreißig Jahren für den Zirkus geworben hatte, und ich suchte die Seite aus den Blättern, die neben mir in einem Stapel auf dem Schemel lagen. Ich steckte sie ein und ging fort, einfach zum Ort hinaus, irgendwohin, meinetwegen in langen, schmalen Kurven einen Berg hinauf, in ein Dorf, wo die ersten Sonnenblumen wie große Augen vor den Häusern standen und alles so ordentlich geputzt und doch wie ausgestorben war. Auf einer Bank in der Nähe saßen drei Frauen, versunken in das leere Dorf, die Augen aber auf die spärlichen Bewegungen gleich welcher Pflanzen und Menschen gerichtet, gegenwärtig auf meine; ich war ja auch der einzige Mensch, der jetzt hier vorbeikam. Ich grüßte sie höflich und fragte sie, ob es schön sei, hier so auf der Bank zu sitzen und weiter nichts zu tun, als sich dem stillen Mittag hinzugeben. »Hören Sie, wir sind sehr fleißig. Wer, glauben Sie, bringt hier die Vorgärten in Schuss? Wer sorgt dafür, dass die Fenstersimse gewaschen sind und es sogar Salat zum Mittagessen gibt?« – »O ja, es duftet überall so gut, so gut, man möchte sich einfach nur eine Stunde lang an der Farbenvielfalt der Blumen vergnügen und vergessen, worum man sich zu kümmern hat. Kommen Sie manchmal in den Ort X? Da gastiert ein Zirkus neben dem Bahnhof, und die Zirkusartisten werden sich freuen, wenn von überall aus der Umgebung Gäste kommen.« – »Gehören Sie da selber als Werbetrommel dazu?« – »Nein, ganz und gar nicht; ich lebe da nur für eine Weile und höre die Musik in den Garten herüberklingen. Und im Schuppen habe ich ein uraltes Gemeindeblatt gefunden, aus dem hervorgeht, dass schon vor dreißig Jahren ein Zirkus hier gastierte. Hören Sie, was Friedrich, der Gemeindesekretär, damals geschrieben hat: ›Und wieder kommt, wie jedes zweite Jahr, der Zirkus zu uns – und wird so lange kommen, als sich Publikum zu ihm hinbewegt, das gewillt ist, an seiner Gegenwart Anteil zu nehmen. Verlassen Sie für einen Nachmittag Ihr Zimmer, Ihren Garten, wenn Sie auch ganz daran gewöhnt sind, alles Leben von dort zu schöpfen, wo Sie sind. Was für eine unerhörte Quelle, solche Genügsamkeit, solcher Verzicht! Und doch – wie schön ist es, von anderswo daran erinnert zu werden, wie alles schweben kann. Und muss nicht selbst das Volk der Zirkusleute, die nur in Dörfern gastieren, von etwas leben?‹« Die drei Frauen baten mich, ihnen das Blatt auszuhändigen, um sich selbst zu vergewissern, dass ich nicht geschwindelt habe. Jede von ihnen las noch einmal den andern beiden die Zeilen vor, bevor sie mir den Text zurückgaben. »Das ist lange, lange her«, sagten sie einhellig. »Ja, aber vielleicht stimmt es immer noch«, antwortete ich. »Wir kommen«, sagte eine, und »vielleicht« die andere. Ich verbeugte mich, freilich so, dass keine es merkte, und ging weiter, zufrieden, es versucht zu haben, und gewiss, für den Erfolg meines Einsatzes für das lebendige Gemeinwesen nicht allein zuständig zu sein. Wie klar die lange Straße vor mir lag, und wie treu die Schatten der Wolken über mich wachten! Eine Kohlmeise stieß ihr twi, twi aus, ein Specht klopfte ahnungslos ein Loch in den Dachvorsprung, ein Hahn spazierte stolz über den Weg, und darüber hinaus fiel ein Blatt vom Kastanienbaum. Jetzt im Fluss ein Bad nehmen! Und dann zu Sebastian gehen und erfahren, was sich alles in der Welt nicht verändert hat. Nein, heute lieber noch ein zweites Flussbad nehmen und die Würfelnattern unter den Steinen nicht erschrecken.

10. JULI

Ich kann nicht von hier fortgehen, ohne meine Matratze wenigstens für ein paar Nächte auf den Balkon gezogen zu haben. Glücklicherweise war es nicht einmal nötig, Vorkehrungen gegen eine Attacke von Mücken zu treffen. Sie sind auch so ausgeblieben. Ich schlief so gut, dass ich mir kaum einen

Hauch von Traum merkte. Nur einmal erwachte ich und dachte, wo immer Olenka nun ist und was sie nun auch tut (denn Nachricht war noch keine gekommen, weder für Georg noch für mich): Sie wird, wie ich, den Großen Wagen sehen. Und wenn auch nicht – er kann nicht nicht da sein. Sollte Olenka gerade in der Laune sein zu diskutieren, wird sie mich fragen, was ich ihr sagen würde, wenn sie meinte, das sei billiger Trost. Dann werde ich meinen Widerwillen gegen das Argumentieren außer Kraft setzen und ihr antworten, dass dies erstens eine Tatsache sei, denn Wolken und Nebel seien zwar zuweilen zäher, aber prinzipiell vorübergehender Natur. Zweitens kann ein Trost, den anzunehmen so viel einsame Übung braucht und der nicht eine Sekunde von den Ereignissen da und dort und überall unwidersprochen bleibt, niemals billig erworben worden sein. Sonst ist es keiner und wird nie einer sein können. Sicher, geschenkt bekommen kann man ihn auch, aber wann und wie – wer weiß das? Außerdem: Stürzte, wenn man den alten Dichtern glaubt, der Wagen nicht mit seinem Insassen ab, ehe er da oben zu leuchten begann? Drittens: Das Wort, das die Sache, die ich meine, exakter trifft als »Trost«, finde ich gegenwärtig nicht. Und da es nicht unsere Pflicht ist, uns darüber verrückt zu machen, schlafe ich jetzt noch eine bis drei Stunden, denn es ist erst kurz nach vier Uhr morgens. Ist es nicht schöner, dich und mich zu trösten, als das richtige Wort für den Vorgang des Tröstens zu finden? Schlaf, Olenka, unter dem Großen Wagen!

12. JULI

Heute war ich im Zirkus, eine von etwa zwanzig Zusehenden. (Die drei Frauen aus dem Dorf habe ich leider nicht gesehen, aber die schönen Zufälle der Wiederbegegnung sind nicht auf Abruf zu haben). Wider Erwarten bewegte mich der Auftritt des Clowns: Oben, unter der Decke des Zirkuszeltes, baumelte ein Mond, und der Mond war mit einem schönen, silbernen Band mit dem Clown verbunden. Der Clown blickte zu ihm hinauf, bittend, fast flehend, und als er keine Antwort bekam, jaulte er wie ein verlorener Hund. Aber was wollte er? Dass das silberne Band zerriss? Dass es länger wurde, sodass er aus dem Zelt hinausgehen konnte? Das schien seine Absicht zu sein, denn er ging und fiel um und ging und fiel um und ging noch einmal und fiel noch einmal um. Da setzte er sich auf den Boden, die Beine weit von sich gestreckt; liegt es nicht sehr nahe, dass er über sein Missgeschick nachsann? Glücklicherweise kam jetzt von irgendwo ein Fensterrahmen geflogen, der sich vor den Clown auf den Boden stellte. Der Clown sah durch ihn hindurch zu uns auf das Publikum und lachte und lachte, und obwohl ich nicht wusste, was an uns so witzig war, lachte ich mit, denn dass gar nichts Erheiterndes an mir ist, will ich nicht gelten lassen. Aber dann, wie es eben einem Clown so einfällt, deutete er auf die leeren Reihen da und dort und gähnte zuerst und wurde dann traurig und rieb sich die Tränen um die Augen herum, und vom Mond fiel ein Tropfen auf seine Hand. Da schaute der Clown wieder zum Mond hinauf und stieg entschlossen durch die leeren Reihen, dahin und dorthin winkend, als wäre er der Großkönig, vor dem sich sein Volk ehrfürchtig verneigt. Irgendwo aber blieb er dann, plötzlich wieder jammervolle Gestalt, sitzen und zog an dem Band, das zwischen ihm und dem Mond bestand, und alle blickten zuerst zu ihm und dann auf die leere Bühne, wo der Fensterrahmen ganz allein lag. Der Clown stieg wiederum herab, setzte sich hinein, hob ihn auf und ging mit ihm aus der Arena, so lange, wie ihm das Band diese Freiheit gewährte, ohne ihn fallen zu lassen. Aber freilich, bald kippte er, mit dem Rahmen um sich, wieder zurück. Und so blieb er liegen, wie ohnmächtig. Wie lange? Lange. Lange. Da seilte sich der Mond auf einmal von der Decke herab und ließ oben nur sein mattes Licht zurück, und, fröhlich wie ein Kind, das man selten trifft, rollte er zu dem Clown, der nach dem letzten Fall immer noch auf dem Boden lag. Als er hinter sich den Mond fühlte, kam wieder Leben in seine Glieder, und er befreite sich aus dem Rahmen, stand auf und hob den Mond auf, ja, streckte ihn kurz in die Höhe und umarmte ihn, vorsichtig zuerst, dann kräftiger. Und beide, der Mond und der Clown, wandten sich noch einmal zu dem matten Licht an der Decke um, ehe sie die Arena Richtung Ausgang des Zeltes verließen. Das schöne, silberne Band war vollkommen verschwunden. Wo war es nur hingekommen? Wir müssen nicht alles wissen, das Geheimnis des Zirkus bleibt das Geheimnis des Zirkus. Nur konnte ich es in meiner Begeisterung nicht unterlassen, bravo zu rufen. Ich glaube, das ist hier erlaubt.

17. JULI

Ein Blick auf mein Bankkonto hat ergeben, dass sich meine Zeit hier dem Ende zuneigt. Das kommt mir sehr recht, denn jetzt, wo alle fort sind, würde ich doch anfangen, mich noch seltsamer als seltsam zu fühlen? So viel Geld habe ich allerdings noch, dass ich mir einen Umweg erlauben kann, ehe ich nachhause fahre. Ich möchte gern an einem klaren See liegen und in den Himmel schauen, bevor ich sieben Runden schwimme und ein Boot mich von hier nach da trägt, allein oder mit zwei, drei anderen; den See sucht kaum jemand auf, denn er liegt in einer Gegend, die vorübergehend aus der Welt ausgeschieden ist. Oder aber ich werde eine Zugreise in Josips Geburtsstadt unternehmen und Ausschau halten nach einer Arbeit, die sich da für den Rest des Sommers für mich auftut. Ganz sicher aber werde ich zu Georg gehen und ihm den Papiersessel zurückbringen, mit bestem Dank, denn er hat sich mehr als empfänglich erwiesen für den fremden Gast, den Rest dessen, was wir leider nicht verstehen. Ich werde für Georg die Schmetterlingsflügel, die ich auf meinem Weg auf den Berg aufgesammelt habe, auf transparentem Papier so gestalten, dass man geneigt ist, einen neuen Schmetterling in ihnen zu sehen, und für Olenka, die zurückkehren wird, eine ähnliche Gestalt entwerfen. Ich kann mir lebhaft vorstellen, wie wir, fünf Gäste bei ihrer Hochzeit, in der zweiten Reihe des sonst ganz leeren Saals sitzen (ob Georg vorne steht oder hinten sitzt, wird sich weisen; da sein wird er auf jeden Fall) und der Standesbeamte, der den Auftrag erhalten hat, möglichst wenig, ja nur das Notwendigste zu sprechen, seine Glückwünsche zu diesem besondersten aller besonderen Tage wie die Bedienungsanleitung eines Rasenroboters hersagt. Angesichts der Schwierigkeit seiner Aufgabe werden wir es ihm aber nicht übelnehmen und auf eine Weise lachen, die vollkommen offenlässt, worüber wir lachen, sodass der Standesbeamte, wenn noch ein Rest Humor in ihm lebt, mitlachen kann. Wie soll er auch wissen, dass er in Olenka jemanden vor sich hat, in der sich selbst nach jahrelanger und beinah vollständiger Ernüchterung aller ehemals großen Ziele etwas bewahrt hat, was daran glaubt, dass dies hier, mag es auch nichts bedeuten, bedeutsam ist? Notfalls wird sie ihr Konzert

von der Terrasse des verfallenden Hotels in den Ort hinuntersingen, vor drei Katern, sieben gut versteckten Würfelnattern und uns, singen aber wird sie es.
Und freilich wird in Friedrichs Haus und meinem Gepäck noch die vorletzte Ordnung zu schaffen sein: Das Buch mit Josips Haltestellen und die Fotografie, auf der meine Freunde und ich auf die an den Strand gespülte Medusa schauen, lasse ich da, dafür aber schiebe ich Rolands Karte zur Erinnerung in meine Tasche. Es scheint mir richtig so, wenn ich auch nicht weiß, warum. Und dann, was bleibt zu tun, außer auch von Sebastian noch Abschied zu nehmen und ihm für den Rest des Sommers freundliche, mäßig unverschämte Gäste zu wünschen? Ohne sein Gasthaus wäre uns die Zeit lang geworden. Ach ja, auf den Berg muss ich noch einmal wandern, auf dem sich die Lichtung mit den Kunstwerken ausbreitet, und mich vor der Barke verbeugen, ehe ich ihr diesen Gruß aus der Zeit übergebe und denselben in den Wald hinein segeln lasse: Kein Zweifel, den stillen Himmel darin wird das nicht irritieren.